Engels / Lambeck / Panitz • Sport und Schwangerschaft

Für Mona, Nora, Pia und Yella –
unsere Süßen!

Uta Engels / Stephanie Lambeck / Nina Panitz

# Sport und Schwangerschaft

Vier bewährte Programme für Bewegung und Gesundheit

Limpert Verlag Wiebelsheim

**Bibliografische Information Der Deutschen Bibliothek**
Die Deutsche Bibliothek verzeichnet diese Publikation in der Deutschen Nationalbibliografie; detaillierte bibliografische Daten sind im Internet unter http://dnb.ddb.de abrufbar.

© 2009 by Limpert Verlag GmbH, Wiebelsheim
www.verlagsgemeinschaft.com

Umschlagfotos: Cornelia Bleul-Gohlke, Marc Lambeck
Fotos: Marc Lambeck
Zeichnungen: Kasia Sander, Recklinghausen
Satz und Layout: Composizione Katrin Rampp, Kempten
Druck und Verarbeitung: TZ Verlag & Print, Roßdorf
Printed in Germany/Imprimé en Allemagne
ISBN 978-3-7853-1779-2

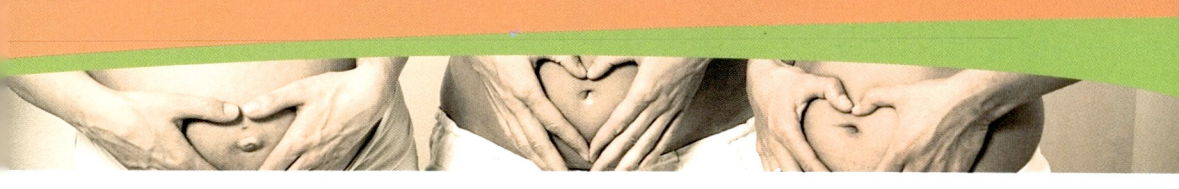

# Inhaltsverzeichnis

# Inhalt

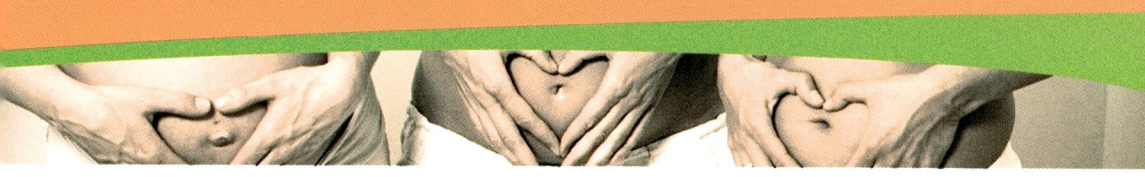

# Einleitung

Wenn Frauen erfahren, dass sie schwanger sind, ist das für die meisten eine Riesen-
freude – und ein Grund, die Sporttasche für mindestens neun Monate in die Ecke zu
stellen.

Lange Zeit wurde Schwangerschaft eher wie eine Krankheit behandelt, von körperlicher
Aktivität abgeraten und Schonung empfohlen. Heute allerdings ist durch zahlreiche
wissenschaftliche Studien belegt, dass Sport und Bewegung ausgesprochen wichtig
und hilfreich während der Schwangerschaft, aber auch nach der Geburt sind.

Psyche und Körper einer Schwangeren vollbringen in den 40 Wochen der Schwangerschaft Leistungen, die an Hochleistungssport erinnern, da alle körperlichen Systeme
wie Herz-Kreislaufsystem, Atmung, Stoffwechsel und Bewegungsapparat verstärkt beansprucht werden und gut zusammenarbeiten müssen. Kein Wunder also, dass sportliche Frauen die erforderlichen körperlichen wie auch psychischen Anpassungsvorgänge
besser wegstecken als unsportliche. Auch auf den Geburtsverlauf hat Sport während
der Schwangerschaft positive Auswirkungen und wirkt günstig auf das Schmerzemp-
finden.

Doch nicht nur die Frauen profitieren von einem „bewegten Leben" während der
Schwangerschaft, auch auf die Entwicklung des ungeborenen Kindes haben Sport und
Bewegung positiven Einfluss: Die motorische Entwicklung des Kindes und die Entwicklung der Sinnesorgane werden durch das Schaukeln und die Bewegung im Mutterleib
gefördert.

Trotz all dieser Vorteile treiben in Deutschland nach wie vor nur 15 Prozent aller Schwangeren regelmäßig Sport – so eine Studie der Deutschen Sporthochschule in Köln. Dies
liegt im Wesentlichen daran, dass es für Schwangere immer noch schwierig ist, sich
differenziert über Sporttreiben während der Schwangerschaft zu informieren: Die Unsi-
cherheit, was sinnvoll, hilfreich und möglich ist, ist groß. Frauen erhalten zu wenige Informationen über geeignete Sportarten sowie die Gestaltung des Trainings und stellen
im Zweifelsfall das Sporttreiben ganz ein, aus Angst, dem Baby zu schaden.

Das vorliegende Buch soll genau dieses Informationsdefizit beseitigen: Zwar ist es nicht
möglich, ein für alle Frauen gültiges Bewegungsprogramm zu entwerfen, dafür sind die
Schwangerschaftsverläufe, das jeweils persönliche Befinden der Schwangeren und vor
allem deren Fitnesslevel und sportliche Lebensläufe zu unterschiedlich. Aber wir möchten mit diesem Buch die grundlegenden Informationen über das Sporttreiben in der
Schwangerschaft zur Verfügung stellen und Ihnen viele Anregungen für eine bewegte
und bewegende Schwangerschaft geben!

## Zum Aufbau des Buches

Natürlich gibt es bei Ihrer Hebamme, im Sportverein, bei der Volkshochschule oder von den Krankenkassen Sportkurse für Schwangere. Aber viele Frauen wollen zusätzlich oder nachdem der Kurs vorüber ist, etwas für ihre Fitness tun. Außerdem ist es für viele Frauen, besonders für diejenigen, die bereits Kinder haben, schwierig, einen solchen Kurs zu besuchen, weil ihnen einfach die Zeit fehlt oder die Kinderbetreuung schwer zu organisieren ist. Und trotzdem bzw. gerade dann ist es besonders wichtig, sich selbst nicht aus den Augen zu verlieren, sondern sich etwas Gutes zu tun.

Wir haben in diesem Buch alle relevanten Informationen rund um das Thema Sport und Schwangerschaft zusammengestellt. Nach einer grundlegenden Einführung mit Informationen zu den Themen Bewegung und Sport in der Schwangerschaft und einigen Hinweisen, worauf zu achten ist, unterteilt sich das Buch in die drei Trimester der Schwangerschaft. Zu Beginn des jeweiligen Trimester-Kapitels verweisen wir kurz auf die wichtigsten körperlichen Veränderungen, die für das Sporttreiben in dem jeweiligen Zeitraum von Bedeutung sind, und geben eine Empfehlung ab, welche Sportarten Sie in diesen Monaten meiden sollten, welche wir empfehlen und was zu beachten ist.

Im Zentrum des Buches stehen vier Bewegungsprogramme, die Sie auf dem Weg durch die Schwangerschaft in jedem Trimester begleiten und mit denen Sie ganz einfach zu Hause trainieren können:

### 1. Rund ums Laufen: Jogging und Nordic Walking

In diesem Programm werden viele Tipps und Hinweise rund um verschiedene Laufsportarten gegeben. Für Frauen, die während der Schwangerschaft gerne mit diesem Sport beginnen möchten, wird ein sanfter Trainingseinstieg aufgezeigt. Im Mittelpunkt steht Nordic Walking, weil dies eine ideale Sportart ist, um sich während der Schwangerschaft fit zu halten. Mit den zusätzlich aufgezeigten Kräftigungs- und Dehnungsübungen haben Sie ein komplettes Trainingsprogramm, um sich rundum wohl zu fühlen. Für diejenigen, die bereits vor ihrer Schwangerschaft läuferisch aktiv waren, werden notwendige Hinweise zu Trainingshäufigkeit und -intensität gegeben.

### 2. Schwangerschaftsgymnastik

Schwangerschaftsgymnastik eignet sich besonders für untrainierte Frauen, die gezielt Schwangerschaftsbeschwerden mindern möchten und sich körperlich auf die Geburt vorbereiten wollen. Die gymnastischen Übungen sollen Ihnen die Freude an der Bewegung näherbringen und Sie gesund durch die Schwangerschaft führen.

Die von uns ausgearbeiteten Übungsreihen können von allen Frauen problemlos durchgeführt werden oder als Ergänzung in andere Trainingsprogramme integriert werden.

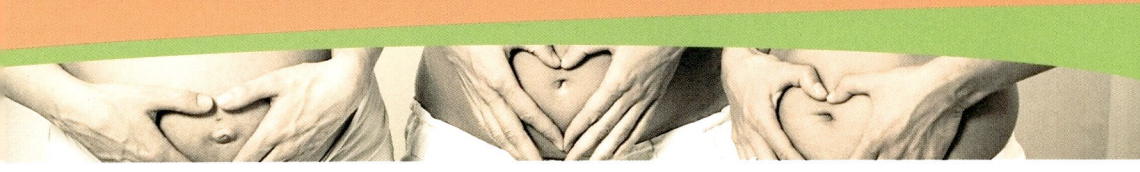

## 3. Aquafitness: Schwimmen, Aquagymnastik und Aquajogging

Für alle Schwangeren, die das Wasser nicht scheuen, ist unser Aquafitness-Programm sehr zu empfehlen. Hier werden Übungen aus den Bereichen Schwimmen, Aquagymnastik und Aquajogging vorgestellt, die ein schonendes, doch zugleich sehr effektives Trainingsprogramm ermöglichen. Durch den Auftrieb des Wassers werden Sehnen, Bänder und Gelenke entlastet. Zugleich ermöglicht der Wasserwiderstand ein außergewöhnlich intensives Trainingsprogramm, das während der gesamten Schwangerschaft durchgeführt werden kann.

## 4. Yoga

Dieses Programm bietet die Möglichkeit, durch Yoga die körperliche Fitness zu steigern, Entspannung und Gelassenheit zu lernen und die Schwangerschaft bewusst zu erleben. Yoga sensibilisiert nicht nur für die Wahrnehmung des Körpers und der Atmung, sondern darüber hinaus ebenso für eine Bewusstmachung von Gedanken und Gefühlen und hilft, diese Lebensphase tiefgreifender Veränderungen intensiv zu erleben, und so eine positive Geburt und Mutterschaft vorzubereiten.

Ausführliche Informationen zum gesundheitlichen Nutzen dieser vier von uns präferierten Sportarten bzw. Bewegungsfelder in der Schwangerschaft sowie grundlegende Hinweise zur notwendigen Ausrüstung, zu Technik und Trainingsgestaltung finden Sie ab S. 16. Wir empfehlen dringend, diese Abschnitte zu lesen, bevor Sie mit den speziell auf die einzelnen Trimester der Schwangerschaft zugeschnittenen Bewegungsprogrammen (ab S. 46) loslegen!
Diese Programme orientieren sich nicht nur an dem, was im jeweiligen Trimester möglich und empfehlenswert ist, sondern sie berücksichtigen im besonderen Maße auch die in dieser Zeit zu erwartenden spezifischen Schwangerschaftsbeschwerden.
Damit Sie sich hinsichtlich möglicher auftretender Beschwerden im Buch noch schneller orientieren können, haben wir für die häufigsten Probleme in der Schwangerschaft Symbole entwickelt, die Sie neben den Übungen finden, die besonders zur Linderung

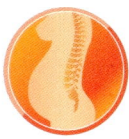
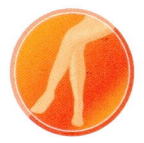
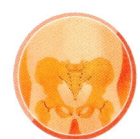

| Übelkeit | Rückenschmerzen | Venenprobleme/ Wasser i. d. Beinen | Beckenbodenprobleme |

Wir empfehlen, dass Sie sich drei- bis viermal pro Woche für Ihr ganz persönliches Sport- und Bewegungsprogramm ein bis zwei Stunden Zeit nehmen. Am besten wäre ein regelmäßiger Wechsel zwischen den eher ausdauerorientierten Aktivitäten wie Laufen, Nordic Walking, Aquajogging oder Schwimmen und den eher auf Kraft ausgerichteten Formen wie Gymnastik und Yoga. Gerade Yoga mag für Sie anfangs etwas ungewohnt sein, eignet sich aber in besonderem Maße als bewusste Schwangerschaftsbegleitung sowie zur Entspannung und lässt sich auch in „kleinen Häppchen", also in Form kurzer Übungssequenzen gut in den Tag einbauen.

Am wichtigsten ist bei alledem jedoch, dass Sie sich eine sportliche Aktivität aussuchen, die Ihnen Spaß macht, denn nur dann werden Sie sie regelmäßig betreiben!

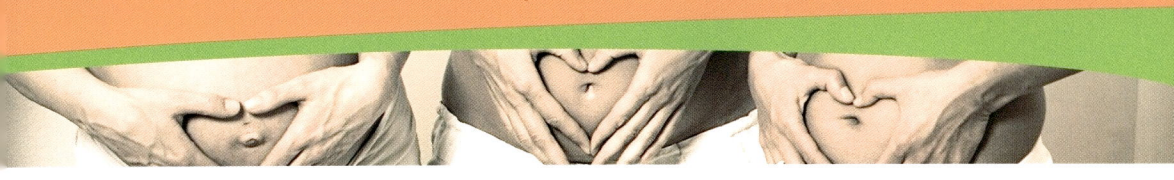

# Was Sie zum Thema „Sport und Schwangerschaft" wissen sollten

## Allgemeine Informationen

Eine Geburt bedeutet für eine Frau eine körperliche Höchstleistung, die während der Schwangerschaft durch Umstellungen auf körperlicher und psychischer Ebene ermöglicht und trainiert wird. Eine Schwangerschaft ist also ein langsam aufbauendes „Trainingsprogramm" des Körpers, um diese hohen Anforderungen an den Körper gut zu bewältigen.

Mittlerweile ist durch zahlreiche Studien belegt, dass Sport und Bewegung in der Schwangerschaft diesen Prozess positiv unterstützen und verstärken. Sport und Bewegung in der Schwangerschaft werden heute gezielt als Prävention von Schwangerschaftsbeschwerden bis hin zur Therapie von Schwangerschaftserkrankungen und Stoffwechselstörungen von Ärzten und Hebammen eingesetzt und empfohlen.

**Vorteile von Bewegung in der Schwangerschaft für Frau und Kind**

- Kinder trainierter Frauen kommen vitaler auf die Welt.
- Durch die regelmäßige Bewegung in der Schwangerschaft wird die Durchblutung der Plazenta verstärkt und die Kinder sind optimal versorgt.
- Sportlich aktive Frauen entbinden selten untergewichtige Kinder.
- Durch die Bewegung werden die Kinder im Mutterleib geschaukelt, was eine bessere Entwicklung der Sinnesorgane zur Folge hat; vor allem der Gleichgewichtssinn der Kinder wird gefördert.
- Die Frauen erlangen durch Bewegung eine bessere Körperhaltung.
- Typische Schwangerschaftsbeschwerden wie Venenstau, Wadenkrämpfe, Wassereinlagerungen, Hämorrhoiden, Schwindel und Übelkeit, Sodbrennen und Rückenschmerzen werden deutlich gemildert oder ganz vermieden.
- Sportlich aktive Frauen entwickeln seltener einen Schwangerschaftsdiabetes oder andere schwangerschaftsbedingte Stoffwechselstörungen, die durch eine Überlastung des Körpers auftreten können.

## Zur Belastungssteuerung in der Schwangerschaft

Wichtig für die Erreichung der positiven Effekte dank Sport in der Schwangerschaft ist ein verantwortungsbewusster Umgang mit sich selbst und seinem Körper. Die Belastbarkeit ist individuell verschieden und hängt von unterschiedlichen Faktoren ab:

*Anfängerinnen* sollten einen gemäßigten Einstieg in die Bewegung wählen. Haben Sie vor der Schwangerschaft keine sportliche Tätigkeit ausgeübt, empfiehlt sich ein sanfter Einstieg ab der 15. Schwangerschaftswoche. Trainieren Sie ein- bis zweimal pro Woche für 20–30 Minuten und wählen Sie eine Sportart, die Sie nicht überlastet. Sie sollten nicht außer Atem kommen und viel trinken, um eine Überhitzung zu vermeiden, denn Ihr Baby verfügt noch nicht über eine eigene Thermoregulation.

*Freizeitsportlerinnen,* die bereits vor der Schwangerschaft drei- bis viermal pro Woche ein regelmäßiges Training absolviert haben, können in den ersten Wochen ihren Trainingsumfang beibehalten. Achten Sie jedoch vermehrt auf gelenkschonende Trainingseinheiten, da Bänder und Sehnen in der Schwangerschaft durch die hormonelle Veränderung eine deutliche Lockerung erfahren und die Verletzungsgefahr steigt. Die Intensität Ihrer Trainingseinheiten sollte aber mit fortschreitender Schwangerschaft reduziert werden, so dass Sie sich nach dem Training nie völlig erschöpft fühlen.

Inwieweit ein *Leistungstraining* während einer Schwangerschaft fortgesetzt werden kann, wird seit Jahren kontrovers diskutiert. Die Meinungen reichen von „völlig unbedenklich" bis zu „Leistungssport und Wettkämpfe sind während einer Schwangerschaft kontraindiziert".

Wir empfehlen Leistungssportlerinnen, die vor der Schwangerschaft mindestens vier- bis sechsmal pro Woche trainiert haben, ihre Trainingseinheiten auf viermal pro Woche zu beschränken und 45 Minuten pro Einheit nicht zu überschreiten. Auch hier gilt ein besonderes Augenmerk auf gelenkschonendes Training und auch Sie sollten sich nach dem Training nicht sonderlich erschöpft fühlen. Gehören Sie zu der Gruppe der Leistungssportlerinnen, die weiterhin höhere Trainingsumfänge realisieren und an Wettkämpfen teilnehmen möchten, sollten Sie unbedingt einen auf diesem Gebiet spezialisierten Arzt kontaktieren.

## Kontraindikationen und gesundheitliche Hinweise

Bei folgenden gynäkologischen Problemen müssen Sie absolut auf Sport in der Schwangerschaft verzichten:
- vaginale Blutungen
- vorzeitige Wehentätigkeit
- auffällige Herztöne des Kindes
- Blasensprung
- zu kleines Kind, Plazentainsuffizienz
- bei Mehrlingsgeburten gegen Ende der Schwangerschaft

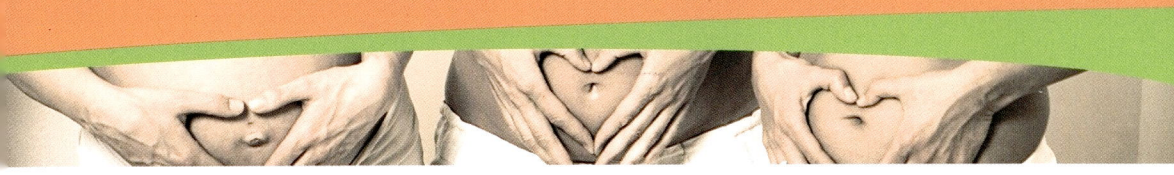

Bei folgenden Problemen sprechen Sie bitte vor Aufnahme der sportlichen Tätigkeit mit Ihrem Arzt oder Ihrer Hebamme:
- extremes Über- oder Untergewicht
- Herz-Kreislauf-Erkrankungen
- Bluthochdruck
- Schwindel- und Ohnmachtsperioden
- Nierenerkrankungen
- Tiefer Plazentasitz

Für alle sportlichen Aktivitäten gilt: Gehen Sie nie bis zur Belastungsgrenze, tragen Sie atmungsaktive Kleidung und trinken Sie viel, um eine Überhitzung des Körpers zu vermeiden. Hören Sie bewusst auf Warnhinweise Ihres Körpers. Wird der Bauch hart, treten Schwindel, Übelkeit oder Kopfschmerzen auf, sollten Sie das Training sofort beenden.

## Welche Sportarten eignen sich während der Schwangerschaft?

Nicht alle Sportarten sind während der Schwangerschaft gleichermaßen geeignet, um Sie in Bewegung zu bringen. Insgesamt kann man jedoch sagen, dass viel mehr an Bewegung und Sport möglich ist, als die meisten Frauen tun und denken. Auch bezüglich geeigneter bzw. ungeeigneter Sportarten kann man nur wenige allgemeingültigen Regeln aufstellen, denn dies hängt sehr damit zusammen, welche Sportarten Sie bereits vor der Schwangerschaft durchgeführt haben: Wer schon immer geritten ist, muss damit nicht zu Beginn der Schwangerschaft aufhören. Wer noch nie auf einem Pferd saß, sollte hingegen nicht gerade in der Schwangerschaft mit dem Reiten anfangen. In der nachfolgenden Tabelle finden Sie eine grobe Übersicht der Eignung verschiedener Sportarten während der Schwangerschaftstrimester. Wir gehen aber auf Empfehlungen und Warnhinweise in den jeweiligen Kapiteln dezidierter ein.

*Tab.: Sportarten nach ihrer Eignung während der Schwangerschaftstrimester*

| Sportart | 1. Trimester | 2. Trimester | 3. Trimester |
|---|---|---|---|
| Abenteuersportarten | – | – | – |
| Aerobic (low impact) | XX | XX | O |
| Aquagymnastik | XXX | XXX | XXX |
| Aquajogging | XXX | XXX | XXX |
| Gymnastik | XXX | XXX | XXX |

| Sportart | 1. Trimester | 2. Trimester | 3. Trimester |
|----------|:------------:|:------------:|:------------:|
| Golf | XXX | XX | XX |
| Inline-Skating | O | – | – |
| Jogging | O | XX | O |
| Kampfsportarten | – | – | – |
| Mannschaftssportarten | O | – | – |
| Marathon | – | – | – |
| Mountainbike | XX | O | – |
| Nordic Walking | XXX | XXX | XXX |
| Qi Gong | XXX | XXX | XXX |
| Radergometer | XXX | XXX | XXX |
| Radfahren | XXX | XXX | XX |
| Reiten | O | O | – |
| Rennradfahren | XXX | O | – |
| Tai Chi | XXX | XXX | XXX |
| Tanzen | XXX | XX | XX |
| Tauchen | – | – | – |
| Tennis | XX | O | – |
| Schwimmen | XXX | XXX | XXX |
| Segeln | XX | O | – |
| Ski Alpin und Snowboarden | O | – | – |
| Ski Langlauf | XX | O | O |
| Squash | XX | O | – |
| Surfen | O | O | O |
| Walking | XXX | XXX | XXX |
| Wandern (unter 2 500 m) | XXX | XXX | XXX |
| Yoga | XXX | XXX | XXX |

*XXX sehr empfehlenswert; XX in Ordnung; O mit Einschränkungen machbar; – ungeeignet*

Ungeeignet während der Schwangerschaft sind alle Sportarten, die mit einem hohen Sturz- und/oder Verletzungsrisiko einhergehen. Dies trifft vor allen Dingen auf *Aben-*

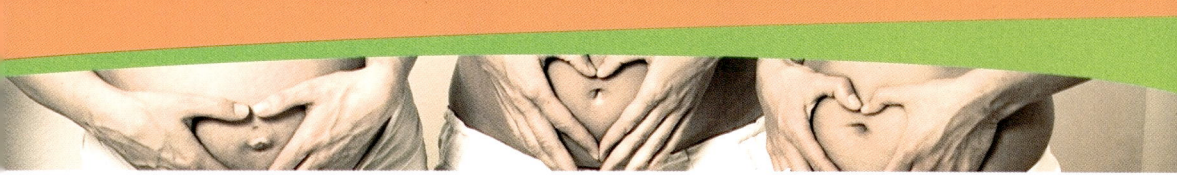

teuersportarten wie Rafting, Fallschirmspringen oder Klettern zu, gilt aber ebenso für *Kampfsportarten* (Judo, Karate etc.) und beispielsweise *Inline-Skating, Alpinski* oder *Reiten* – insbesondere dann, wenn die Technik nicht perfekt beherrscht wird.

Auch sehr hohe Intensitäten und Training im anaeroben Bereich, also z.B. bei Sprints oder Krafttraining mit hohen Gewichten, sollten Sie unbedingt vermeiden.

*Bergwandern* ist bedingt geeignet: Unterhalb von 2 000 m hilft *Wandern* die Sauerstoffversorgung und das Blutbild von Ihnen und Ihrem Baby zu verbessern, vorausgesetzt, Sie gewöhnen sich langsam an die Höhe. Über 2 500 Meter sollten Sie jedoch nicht steigen, da in diesen Höhen die Luft zu dünn wird. Von *Klettertouren* sollten Sie völlig Abstand nehmen, da vielen Frauen in der Schwangerschaft leicht schwindelig wird.

*Tauchen* ist während der Schwangerschaft bedingt durch den Wasserdruck und die dadurch entstehende Kompression ungeeignet. Apropos Wasser: Wer technisch gut und sicher *surft,* muss darauf nicht unbedingt verzichten, sollte aber die Intensität und die Sturzgefahr durch einige Vorsichtsmaßnahmen deutlich verringern: Bei zu starkem Wind und zu hohen Wellen sollten Sie nicht aufs Wasser. Wählen Sie grundsätzlich das Segel eine Nummer kleiner als üblich. Auch beim *Segeln* sollten Sie zu turbulente Bedingungen meiden und zumindest in der fortgeschrittenen Schwangerschaft eher steuern, als sich als Vorschoterin ins Trapez zu hängen, wo die ohnehin durch den Bauch bereits beanspruchte Lendenwirbelsäule noch mehr belastet wird.

*Spielsportarten* sind nicht zu empfehlen, da die Verletzungsgefahr durch Ball- oder Personenkontakte zu groß ist. Am ehesten ist noch *Volleyball* geeignet, da es hier keinen direkten Gegnerkontakt gibt. Allerdings sollte man sich darauf einigen, weniger hart zu spielen (man denke besonders an den Aufschlag und an Schmetterbälle) und u.U. einen weicheren Ball zu benutzen. Wenn man Ball spielt ist dies besonders in den Beachvarianten zu empfehlen (da dann der Untergrund weicher ist) oder zur Abwechslung im stehtiefen Wasser.

Ebenfalls ungeeignet sind die in vielen *Rückschlagsportarten* vorkommenden abrupten Bewegungsabläufe, was auch der Grund dafür ist, dass Tennis und Squash in der Schwangerschaft nicht zu empfehlen sind.

Während verschiedene Formen des Laufs, wie *Joggen, Wandern, Walking* oder *Nordic Walking,* durchaus zu empfehlen sind (siehe die entsprechenden Kapitel), muss man vom Marathon während der gesamten Schwangerschaft unbedingt abraten. Da das ungeborene Kind nicht über eine eigene Thermoregulation verfügt und der Mutter beim Marathon zwangsläufig sehr warm wird, besteht für das Baby die Gefahr der Überhitzung. Außerdem wird Blut, das eigentlich für die Versorgung des Babys gebraucht wird, nun „umgeleitet", weil es für die Versorgung der stark beanspruchten Muskulatur der Mutter und zu deren intensivierter Hautdurchblutung benötigt wird. Auch deshalb droht eine Minderversorgung des Kindes.

# Die vier Bewegungsprogramme

## Rund ums Laufen

Eine Schwangerschaft stellt keinesfalls ein Ausschlusskriterium für das Laufen dar, solange Sie vorher Rücksprache mit Ihrem Gynäkologen oder Ihrer Hebamme halten. Geben diese Ihnen „grünes Licht", sollten Sie nur noch einige Hinweise und Tipps berücksichtigen.

Das Laufen, sowohl Joggen als auch Nordic Walking, gehört zu den Ausdauersportarten, die regelmäßig und über einen längeren Zeitraum ausgeführt werden. Der positive Effekt hierbei besteht in einer Ökonomisierung des Herz-Kreislaufsystems der werdenden Mutter. Mit Hinblick auf das Finale, die Geburt, bereitet das Ausdauertraining die Mutter auf das bevorstehende, anstrengende Ereignis vor. Frauen, die während der Schwangerschaft sportlich aktiv sind, verbessern ihr Durchhaltevermögen, nehmen ihre Körpersignale besser wahr und können sich ihre Energie besser einteilen.

Doch auch der kindliche Organismus profitiert von der Aktivität der Mutter während der Schwangerschaft. Durch die Ökonomisierung des mütterlichen Herz-Kreislauf-Systems wird auch die Sauerstoffversorgung des Kindes verbessert.

Wichtig ist die individuelle Dosierung der Trainingseinheiten. Der Umfang des Laufprogramms ist abhängig von der persönlichen Fitness der Frau sowie dem Verlauf der Schwangerschaft. Schon vor der Schwangerschaft sportlich aktiven Frauen fällt es häufig leichter, sich auch während der Schwangerschaft sportlich zu betätigen. Aber auch „Sportmuffel" sollten sich gerade jetzt einen Ruck geben und etwas für die eigene Gesundheit und die des Kindes tun. Für Frauen, die sich nicht gleich an das Joggen heranwagen, bietet das Nordic Walking eine hervorragende Möglichkeit des Sporteinstieges.

Gleichgültig ob Sie nun schon vor der Schwangerschaft sportlich aktiv waren oder erst jetzt damit beginnen möchten: Während der Schwangerschaft sollten Sie nicht an Ihre Belastungsgrenze gehen. Bedenken Sie, dass Ihr Körper zurzeit 24 Stunden am Tag Höchstleistungen vollbringt.

Grundsätzlich gilt: Laufen Sie bei gleichmäßigem Tempo, nur so lange es Ihnen dabei gut geht.

Der „Talk-Test" ist ein guter Indikator für die ausreichende Sauerstoffversorgung Ihres Körpers. Können Sie sich während des Trainings noch problemlos unterhalten, befinden Sie sich im aeroben Bereich. Aerob bedeutet, dass Ihr Körper genügend Sauerstoff zur oxydativen Verbrennung der Energieträger zur Verfügung hat und eine ausreichende Sauerstoffversorgung besteht.

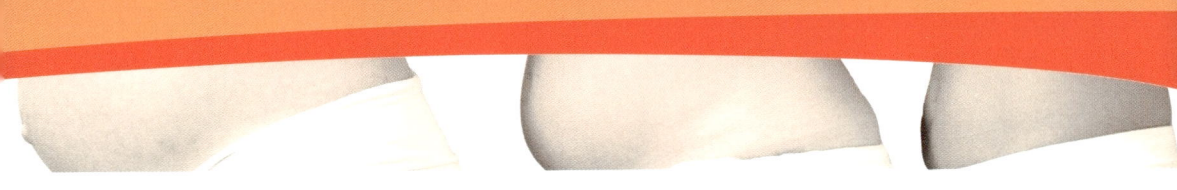

Aber Vorsicht: Durch die hormonelle Umstellung während einer Schwangerschaft steigt die Verletzungsgefahr. Die vermehrte Ausschüttung des Botenstoffes Relaxin führt im Körper zu einer erhöhten Dehnbarkeit der Sehnen und Bänder. Nicht selten klagen die Frauen über häufiges Umknicken. Ein guter Laufschuh kann helfen, derartige Unfälle zu reduzieren und sollte deshalb unbedingt Bestandteil der Ausrüstung sein. Bei der Laufstreckenwahl sollte somit auch darauf geachtet werden, dass der Boden die Stöße ein wenig abfängt. Ein Waldweg ist dem Straßenasphalt vorzuziehen. Hier ist jedoch Vorsicht vor Stolperfallen geboten. Wurzeln und heruntergefallene Äste erhöhen die Sturzgefahr.

## Jogging

Wer immer schon gejoggt ist, muss auch während der Schwangerschaft nicht darauf verzichten, zumindest nicht, wenn Ihnen der Arzt oder die Hebamme ihr OK gegeben haben.

Allerdings besteht beim Joggen in höherem Maße als beim Nordic Walking die Gefahr der Überbeanspruchung und Verletzungen aufgrund der stärkeren Belastung. Achten Sie auf ein adäquates Lauftempo und behalten Sie Ihre Pulsfrequenz im Auge. Beim Jogging gilt für Schwangere eine maximale Herzfrequenz von 140 Schlägen pro Minute. Zusätzlich sollten Sie auch den Talk-Test als Indikator für eine angemessene Belastungsintensität berücksichtigen. Trainieren Sie nie bis an Ihre Belastungsgrenze. Geschwindigkeit und Dauer sollten Sie etwas reduzieren, sodass Sie sich auch nach dem Training nicht vollständig erschöpft fühlen.

Frauen, die vor ihrer Schwangerschaft nicht gejoggt sind, sollten den sanften Einstieg über das Nordic Walking wählen. Jetzt mit dem Joggen neu zu beginnen, ist nicht ratsam, da sich Ihre Sehnen, Bänder und Gelenke langsam an die Belastung gewöhnen müssen.

Für diejenigen unter Ihnen, die dennoch gerne mit dem Laufen neu beginnen oder nach längerer Zeit wieder einsteigen möchten, empfiehlt sich ein sogenanntes Intervalltraining. Hierbei wechselt man ständig zwischen der Belastung und der aktiven Erholung. Beginnen Sie mit einem Laufintervall von ca. zwei bis drei Minuten und gehen Sie dann ebenso lange zügig weiter. Mit zunehmendem Trainingsstand können die Pausen bei gleichbleibender Belastung immer weiter verkürzt werden. Allmählich können Sie dann die Anzahl der Laufintervalle steigern, bis Sie etwa 30 Minuten ohne Pause laufen können.

Wenn Sie zusätzlich gerne noch einige Kräftigungs- und Dehnungsübungen durchführen möchten, können Sie diese aus dem folgenden Nordic Walking Kapitel (ab S. 48) übernehmen.

### Nordic Walking

Nordic Walking ist eine Walking-Variante, bei der die Bewegung durch den Einsatz von Stöcken – ähnlich denen beim Langlauf – unterstützt wird. Mit angemessener Kleidung und der richtigen Ausrüstung kann bei jeder Witterung trainiert werden. Schwangere sollten jedoch wegen der erhöhten Verletzungsgefahr ein Training bei Eis und Schnee vermeiden.

Das Nordic Walking ist gerade für Schwangere eine geeignete Ausdauersportart, die problemlos bis zum Ende der Schwangerschaft durchgeführt werden kann. Sie ist sehr gelenkschonend und bringt viele positive Effekte mit sich:

Anders als beim Joggen gibt es keine Flugphase. Es ist immer ein Fuß am Boden, so dass große Erschütterungen, die häufig als unangenehm empfunden werden, ausbleiben. Durch den Stockeinsatz werden Rücken- und Armmuskulatur gekräftigt bei gleichzeitiger Entlastung der Wirbelsäule. Häufig von Schwangeren beklagte Rückenschmerzen und Schulter-Nackenverspannungen werden gelöst. Schwere Beine und durch Wassereinlagerungen verursachte Venenprobleme können reduziert werden. Durch die Bewegung wird der Lymphfluss angeregt und überschüssiges Wasser sowie Schlackestoffe können besser abtransportiert werden.

*Nordic Walking Ausrüstung*

Um Nordic Walking betreiben zu können braucht man nicht viel. Das charakteristische Merkmal sind die Nordic Walking Stöcke. Mittlerweile gibt es eine breite Palette in unterschiedlichsten Ausführungen und Preisklassen. Beim Kauf sollten Sie auf Folgendes achten:

• Stöcke

Entscheidend ist, dass die Stöcke dämpfend wirken, stabil, aber dennoch flexibel sind. Wichtig ist außerdem, dass die Stöcke leicht sind. Das Material, aus dem die Stöcke gefertigt sind, ist hierfür verantwortlich. Gut geeignet sind Carbonstöcke, da sie Vibrationen weniger stark übertragen, biegestabil und sehr leicht sind.

Bei dem Schlaufensystem sollte darauf geachtet werden, dass die Stöcke sogenannte Handschlaufen besitzen. Diese gewährleisten eine optimale Verbindung zwischen Stock und Hand und ermöglichen das „Hand-Öffnen" am Ende eines Armzuges ohne den Stock zu verlieren.

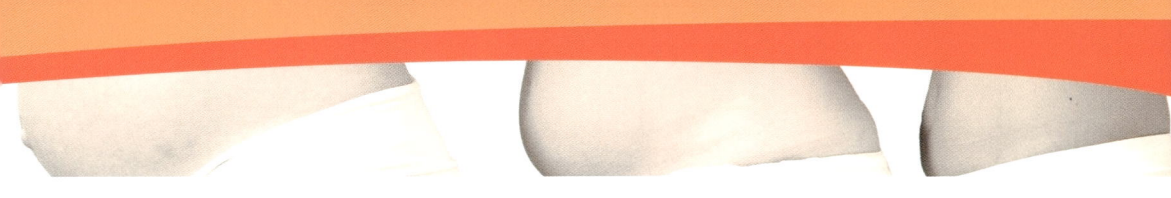

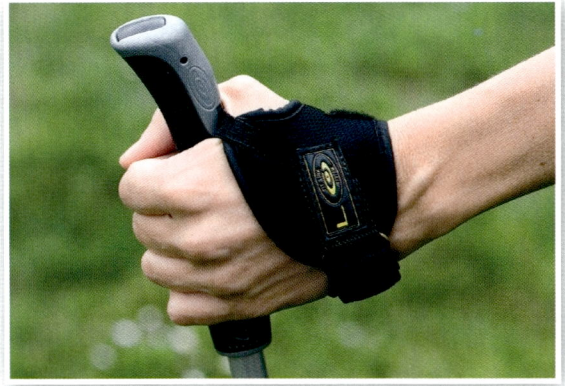

Ganz entscheidend für die korrekte Ausführung der Technik ist die Länge der Nordic Walking Stöcke. Diese richtet sich nach der Körpergröße der Sportlerin sowie deren Vorerfahrungen im Bereich Nordic Walking. Die Stocklänge sollte etwa 70 Prozent der Körpergröße betragen (Körpergröße in cm x 0,7).

Bei der zweiten, praktischen Lösung zur Bestimmung der Stocklänge ergeben Stock und Unterarm bei fest umfasstem Griff und senkrecht aufgestelltem Stock einen Winkel von 90°. Da die Stöcke in 5 cm-Schritten gefertigt werden, muss man sich immer für einen etwas längeren oder kürzeren Stock entscheiden. Allgemein gilt, Anfängerinnen sollten einen kürzeren Stock wählen, dynamische Nordic Walkerinnen können sich ruhig auch an einem etwas längeren Stock versuchen.

• Schuhe

Die Entscheidung für oder gegen einen speziellen Nordic Walking Schuh sollte jede Frau für sich selbst treffen. Da die Anforderungen beim Nordic Walking anders sind als beim Laufen, ist der Nordic Walking Schuh etwas anders aufgebaut als der Laufschuh. Beim Nordic Walking ist im Gegensatz zum Laufen stets ein Fuß am Boden, was geringere Aufprallkräfte zur Folge hat. Die ausgeprägte Abrollbewegung verläuft von der Ferse bis zum Fußballen. Ein Nordic Walking Schuh sollte deshalb zwar eine gute Dämpfung besitzen, kann aber härter abgestimmt sein als ein Laufschuh. Bei vermehrtem Einsatz im Gelände empfiehlt sich ein Schuh mit grobem Profil und wasserabweisendem Obermaterial.

• Bekleidung

Bei der Auswahl der Bekleidung bietet sich das Zwiebelschalen-Prinzip an. Bei Bedarf können so Kleidungsstücke ausgezogen werden, wodurch ein Wärmestau vermieden wird. Die Materialauswahl sollte zugunsten von Kunstfasern fallen, da diese, anders als Baumwolle, Schweiß vom Körper weg transportieren und einen optimalen Wärmeaustausch gewährleisten. Gerade in der Schwangerschaft ist eine Überhitzung zu vermeiden. Eine Erhöhung der Körperkerntemperatur über 39 Grad Celsius birgt die Gefahr einer Hyperthermie und kann zu einem Risiko für das Baby werden. Das Training sollte deshalb auch nicht in der prallen Sonne durchgeführt werden.

Tragen Sie einen gut sitzenden, nicht einengenden Sport- oder Still-BH, der die Brust stützt.

• Trinkgurt

Auf eine ausreichende Flüssigkeitszufuhr vor, während und nach der körperlichen Beanspruchung ist unbedingt zu achten. Sehr praktisch, jedoch nicht unbedingt erforderlich, sind Gürtel mit kleinen Trinkflaschen. So hat man die Hände für die Stöcke frei und man braucht sich keinen Rucksack auf den schon stark beanspruchten Rücken zu schnallen. Natürlich können Sie auch einfach eine Trinkflasche irgendwo am Wegesrand postieren und im Vorbeilaufen einen kleinen „Trink-Stopp" einlegen.

• Pulsuhr

Ein zusätzliches Hilfsmittel, mit dem man die Intensität des Trainings sehr gut steuern kann, ist eine Pulsuhr. Gerade Anfängerinnen fällt die Einschätzung der Belastungsintensität nicht leicht. Ein ständiges Pulsmessen während der Laufeinheit, um eine Überlastung zu vermeiden, bringt einen jedoch aus dem Laufrhythmus und unterbricht das Training.

Ein weiterer Vorteil ist, dass individuelle Herzfrequenzgrenzen eingegeben werden können. Wird diese Grenze erreicht, wird man über ein akustisches Signal darüber informiert und kann sein Training anpassen.

Bei Schwangeren sollte die Belastungsintensität eine Herzfrequenz von 130 bis 140 Schlägen pro Minute nicht überschreiten. Steigt die Herzfrequenz doch mal darüber hinaus an, reduzieren Sie die Intensität, indem Sie langsamer laufen. Im Hinterkopf sollte jedoch auch immer der „Talk-Test" verbleiben. Die Belastungsintensität sollte sich jedoch nicht nur an der Herzfrequenz orientieren, sondern immer die Summe aller Körpersignale berücksichtigen.

Pulsuhren gibt es mittlerweile in den unterschiedlichsten Ausführungen und Preisklassen. Die zuverlässigsten Messergebnisse erhält man mit Modellen, die einen Brustgurt haben. Achten Sie beim Kauf auf einen bequemen Sitz und die einfache Bedienung der Uhr. Die Zusatzfunktionen bestimmen im Endeffekt den Preis und sind nicht für „Jedermann" erforderlich. Möchten Sie die Pulsuhr auch bei der Aquafitness einsetzen, achten Sie darauf, dass das Gerät wasserdicht ist.

*Nordic Walking Technik*

Wie jede andere Sportart auch, kann man Nordic Walking in die kleinsten Bewegungsanteile „aufsplitten", analysieren und umständlich erklären. Da wir dieses Buch jedoch nicht geschrieben haben, um Spitzenathletinnen auszubilden, beschränken wir uns auf die wichtigsten Bewegungsmerkmale und versuchen diese möglichst einfach darzustellen.

Im Grunde ist Nordic Walking ganz einfach. Je mehr man sich auf den Bewegungsablauf konzentriert, desto schwieriger fällt es einem, die Bewegungen flüssig und locker durchzuführen. Oftmals hilft es, weniger darüber nachzudenken und den Körper einfach machen zu lassen.

Wer mit dem Nordic Walking noch keinerlei Erfahrungen gesammelt hat, sollte die Stöcke zunächst beiseite legen.

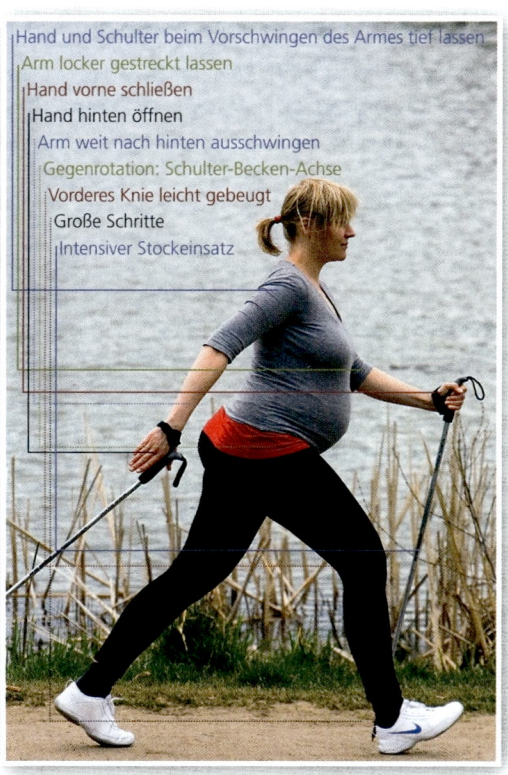

Hand und Schulter beim Vorschwingen des Armes tief lassen
Arm locker gestreckt lassen
Hand vorne schließen
Hand hinten öffnen
Arm weit nach hinten ausschwingen
Gegenrotation: Schulter-Becken-Achse
Vorderes Knie leicht gebeugt
Große Schritte
Intensiver Stockeinsatz

Der Körper ist beim Nordic Walking aufrecht und befindet sich in einer leichten Vorlage: Der Rücken ist lang, die Schultern sind tief und die Schulterblätter ziehen leicht nach hinten unten. Der Kopf wird in Verlängerung der Wirbelsäule gehalten, so dass das Kinn ganz leicht zur Brust gesenkt wird. Der Blick ist jedoch weder nach unten auf den Boden noch nach oben in den Himmel gerichtet, sondern Sie sehen geradeaus nach vorne. Schnell werden Sie merken, dass diese Haltung relativ wenig mit der alltäglichen Ganghaltung zu tun hat. Voraussetzung für eine richtige Körperhaltung ist eine Ganzkörperspannung, die anfangs etwas ungewohnt erscheint.

Gehen Sie zügig mit Unterstützung der Arme. Schnell werden Sie bemerken, dass Arme und Beine ganz automatisch eine gegenläufige Bewegung durchführen. Beim nach vorne Setzen des rechten Beines folgt automatisch die Mitnahme des linken Armes (und umgekehrt). Dies entspricht der natürlichen Bewegung, die im alltäglichen Gehen ausgeführt wird.

Die Arme sind annähernd gestreckt und werden eng am Körper geführt. Ein häufig zu beobachtender Fehler ist eine zu starke Armbewegung aus dem Unterarm heraus. Das Pendeln der Arme geschieht jedoch nur aus der Schulter. Beim Ausschwingen nach hinten ist auf eine weite Bewegungsausführung zu achten, um auch den Trizeps (hinterer Oberarmmuskel) zu kräftigen.

Die Nordic Walking Schritte sind länger als beim alltäglichen Gehen. Bei der Beinbewegung ist ein kräftiger Abdruck des Fußes charakteristisch. Das hintere Bein ist annähernd gestreckt, wobei darauf zu achten ist, dass das Knie nie komplett durchgestreckt wird. Das Abrollen des Fußes hebt sich beim Nordic Walking stärker hervor als beim alltäglichen Gehen. Dem „kraftvollen" Aufsetzten der Ferse folgt das ausgeprägte Abrollen über die Sohle bis zu den Zehenspitzen. Während das Abdruckbein den Boden gerade noch berührt, setzt das vordere Bein bereits über die Ferse auf. Die Hüfte bleibt beim Nordic Walking stabil und kippt nicht bei jedem Schritt seitlich weg.

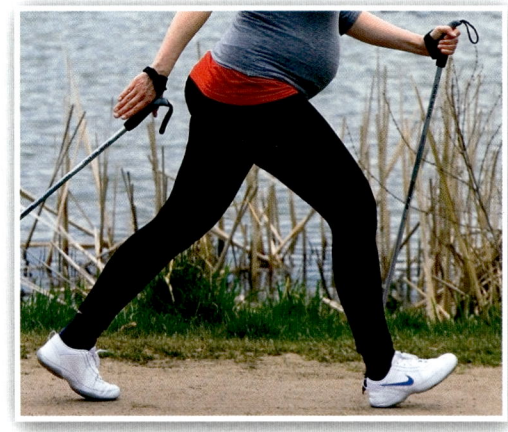

Sind diese Bewegungen ins Bewegungsgedächtnis übergegangen, können die Stöcke versuchsweise dazu genommen werden. Geben Sie sich ein wenig Zeit und verkrampfen Sie nicht, falls es nicht von Anfang an fehlerfrei läuft. Je entspannter Sie an die Sache rangehen, desto eher werden Sie Ihr Ziel erreichen. In erster Linie sollte der Spaß des Trainings im Vordergrund stehen.

Wenn es einmal etwas mit dem Rhythmus hakt, lassen Sie für einen Moment die Stöcke beiseite (angehoben) und vertrauen Ihrem natürlichen Gehen.

Der Stockeinsatz erfolgt zeitgleich mit dem Aufsetzen des vorderen Fußes etwa auf Fersenhöhe des vorderen Beines. Es sollte versucht werden, den Arm immer fast bis in die Streckung nach vorne zu setzen. Bei den Stöcken ist darauf zu achten, dass sie immer (auch beim Aufsetzen) schräg nach hinten zeigen. Hat der Stock im Boden Halt gefasst, greift die Hand mit festem Griff den Stock und schiebt den Körper kraftvoll nach vorne. Die Arme werden aktiv eingesetzt und haben einen nicht unerheblichen Einfluss auf das Tempo beim Nordic Walken. Am Ende des Armschwungs wird die Hand entspannt geöffnet und der Arm locker wieder nach vorne geführt.

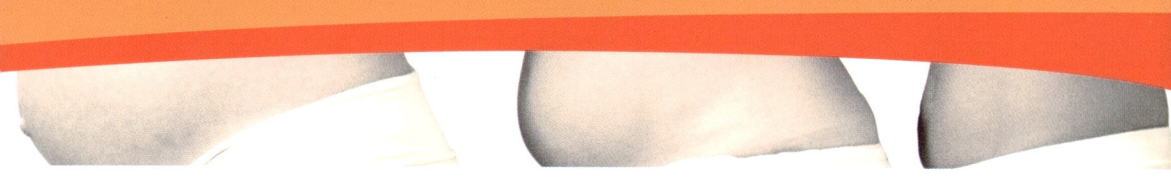

*Hügeliges Gelände*

Beim bergan Gehen versucht man ein langsameres, aber dennoch gleichmäßiges Tempo einzuhalten. Die Schritte werden automatisch kürzer, die Körpervorlage etwas stärker und der Armeinsatz mit den Stöcken wird bewusst zur Unterstützung eingesetzt.
Geht man bergab, werden die Schritte von selbst länger. Das Tempo sollte gezügelt werden, um nicht ins Laufen zu geraten und die Verletzungsgefahr zu minimieren. Die Beine werden etwas mehr gebeugt und der Schritt wird über den ganzen Fuß abgerollt. Stöße sollten durch das Abfedern im Knie etwas gedämpft werden. Die Stöcke werden bei gewohnter Technik weniger zum nach vorne Schieben eingesetzt, vielmehr dienen sie der Stabilisation.

*Trainingshinweise Nordic Walking*

Wenn man mit dem Nordic Walking beginnt, selbst dann, wenn man bereits sportlich aktiv ist und Vorerfahrungen anderer Ausdauersportarten mit sich bringt, sollte man mit einem sanften Training anfangen. Das Intervalltraining ermöglicht durch den ständigen Wechsel zwischen Belastung und aktiver Erholung eine allmähliche Gewöhnung des Körpers. Beginnen Sie mit einem Laufintervall von ca. zwei bis drei Minuten und gehen Sie dann ebenso lange zügig weiter. Mit zunehmendem Trainingsstand können die Pausen bei gleichbleibender Belastung immer weiter verkürzt werden. Allmählich können Sie dann die Anzahl der Laufintervalle steigern, bis Sie etwa 30–40 Minuten ohne Pause laufen können.
Während einer Schwangerschaft muss der Körper sehr viel leisten. Es gibt Tage, an denen Sie sich fit fühlen und das Training wie von selbst abläuft. An anderen Tagen werden Sie vielleicht merken, dass es Ihnen schwerer fällt, das gewohnte Tempo beizubehalten. Setzten Sie sich selbst nicht unter Druck und hören Sie auf die Signale Ihres Körpers. Die nachfolgenden Trainingsangaben sollen eine kleine Hilfestellung sein, sind jedoch nur als Richtwerte anzusehen und sollten nur so lange durchgeführt werden, wie es Ihnen gut dabei geht.

## Ergänzendes Kräftigungs- und Dehnprogramm

Im folgenden Teil werden Ihnen einige Kräftigungs- und Dehnungsübungen vorgestellt, die Sie zusätzlich zu Ihrem üblichen Lauftraining durchführen können. Um die Verletzungsgefahr zu minimieren, sollten die Übungen nicht im kalten Zustand durchgeführt werden. Beginnen Sie Ihre Trainingseinheit mit einem Warm-up von ca. zehn Minuten. Im Anschluss können Sie einige Kräftigungsübungen durchführen, bevor Sie mit dem Hauptteil, dem eigentlichen Lauftraining, beginnen. Kräftigungsübungen können aber auch als aktive Erholungsphase während des Hauptteils durchgeführt werden. Probieren Sie einfach aus, welche Reihenfolge Sie bevorzugen. Auch müssen Sie nicht bei jeder Trainingseinheit alle Übungen durchführen, suchen Sie sich einige Bereiche aus und variieren Sie dadurch Ihr Training.

Abgeschlossen werden sollte das Training durch ein Cool-down. Reduzieren Sie dafür die Laufgeschwindigkeit und vermeiden Sie ein abruptes Stehenbleiben, um dem Kreislauf eine Anpassung zu ermöglichen. Im Anschluss können Sie die Dehnübungen durchführen. Ob und in welcher Form Sie Dehnübungen machen, bleibt Ihnen selbst überlassen. Wissenschaftler, Sportler und Trainer sind bei dem Thema Dehnen im Sport ganz unterschiedlicher Meinung. Was die einen für sehr effektiv und unbedingt notwendig halten, lehnen die anderen vehement ab. Neueste wissenschaftliche Studien zeigen, dass viele positive Wirkungen, die man dem Dehnen jahrelang zugesprochen hat, nicht zu belegen sind. Dennoch ist das abschließende Dehnprogramm für viele Sportlerinnen aus ihrem Trainingsplan nicht mehr wegzudenken. Viele beschreiben eine positive Wirkung auf das Körpergefühl, eine Verbesserung der Flexibilität, eine schnellere Regeneration der Muskulatur und vor allem einen Beitrag zur mentalen Entspannung.

Ein Vorschlag für das Ende einer jeden Trainingseinheit kann das Durchführen einer Entspannungsübung (vgl. S. 57 ff.) sein. Da das jedoch nicht jedermanns Sache ist, sollten Sie sich nicht dazu gezwungen fühlen.

**Bei der Ausführung der Kräftigungsübungen sollten folgende Tipps beachtet werden:**
- Ausgangsposition einnehmen
- Langsame und gleichmäßige Bewegungsausführung
- Dynamische Übungen 10–20 Mal wiederholen (je nach Leistungsstand)
- Bei statischen Übungen die Spannung 5–10 Sekunden halten
- Abhängig vom Fitnessgrad und Trainingsziel 2–4 Sätze wiederholen
- Stöcke können als Trainingsmittel eingesetzt werden, sollten jedoch immer außerhalb der Schlaufen gehalten und die Spitzen, falls möglich, mit Gummipads abgedeckt werden

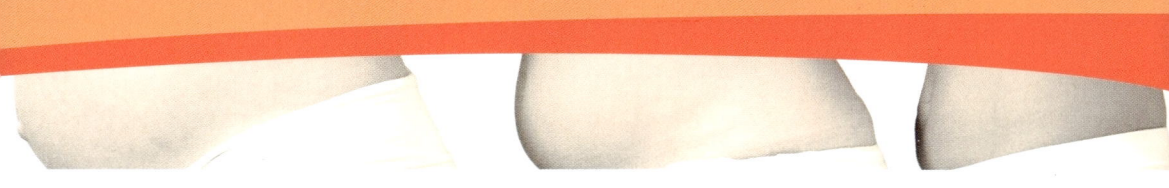

**Bei der Ausführung der Dehnübungen sollten folgende Tipps beachtet werden:**

(Die hier beschriebene Methode des statischen Dehnens dient der Verbesserung der allgemeinen Beweglichkeit und der Vorbeugung trainingsbedingter Verkürzungen.)

- Beschriebene Dehnungsstellung langsam einnehmen, bis Sie ein leichtes Ziehen im entsprechenden Muskel verspüren (Wichtig: Kein Schmerz)
- Dehnposition 20–30 Sekunden halten, kein Wippen
- 1–2 Wiederholungen pro Übung
- Stöcke können als Trainingsmittel eingesetzt werden, sollten jedoch immer außerhalb der Schlaufen gehalten und die Spitzen, falls möglich, mit Gummipads abgedeckt werden
- Die Muskeln nicht im kalten Zustand dehnen
- Achten Sie auf eine ruhige und gleichmäßige Atmung

Die nachfolgende Gliederung der Trainingseinheiten in die unterschiedlichen Trimester stellt keinen starren Ablauf dar. Vielmehr dient sie als Orientierungshilfe bei der Erstellung Ihres individuellen Trainingsplans. Denn ebenso wie der Fitnessgrad bei Frauen variiert, variieren auch die körperlichen Veränderungen während der Schwangerschaft. Einige Frauen werden bestimmte Übungen länger durchführen können als andere, ohne dass sie ihr Bauch dabei behindert. Gesundheitlich gesehen können alle Übungen bis zum Schluss durchgeführt werden, solange es Ihnen körperlich gut damit geht und Ihnen Ihr Bauch dabei nicht im Wege steht.

## Schwangerschaftsgymnastik

Schwangerschaftsgymnastik beinhaltet spezielle Übungen, die auf die Schwangerschaft und eventuell auftretende schwangerschaftsbedingte Probleme ausgerichtet sind.

Schwangerschaftsgymnastik ist vor allen Dingen für untrainierte Frauen geeignet, aber auch Frauen, die bereits ein regelmäßiges Training in Ausdauersportarten durchführen, können das Programm gut in ihren Trainingsplan einbauen.

Wichtig bei der Schwangerschaftsgymnastik ist gut sitzende und atmungsaktive Kleidung. Achten Sie bitte auf warme Füße und ziehen Sie gegebenenfalls wärmende Socken an. Turnschuhe sind eher nicht geeignet.

Für die Durchführungen der Übungsreihen suchen Sie sich einen geeigneten Platz in Ihrer Wohnung. Sie benötigen eine Decke oder Gymnastikmatte, die Unterlage sollte aber nicht zu weich sein, da einige Übungen dann nicht richtig durchgeführt werden können. Der Übungsbereich sollte eine freie Wandfläche bereit halten, die für einige Übungen benötigt wird.

Wenn Sie mögen, legen Sie sich etwas Musik zu den Übungseinheiten auf, da die rhythmische Durchführung nach Musik das Durchhalten der Einheiten oft erleichtert. Achten Sie bitte bei der Durchführung der Übungsreihen immer auf Ihr ganz persönliches Wohlbefinden, das tagesabhängig schwanken kann.

Bei auftretendem Schwindel oder Unwohlsein unterbrechen Sie bitte die Trainingseinheit. Bei Übungen in Rückenlage achten Sie bitte besonders auf auftretendes Unwohlsein, da mit zunehmendem Bauchvolumen das sogenannte Vena-Cava-Syndrom nicht selten ist, bei dem die große Bauchvene durch das Gewicht des Kindes abgedrückt werden kann. Nehmen Sie bei zunehmendem Bauchvolumen ein kleines Kissen als Hilfsmittel dazu, das Sie sich unter die rechte Seite der Wirbelsäule legen, so dass Sie ganz leicht die rechte Seite ankippen können.

Ein Schwerpunkt der Schwangerschaftsgymnastik ist neben der Vermeidung und Linderung eventuell auftretender körperlicher Probleme, die Erlernung der richtigen Atemtechnik für die Geburt.

Während einer Geburt muss der Beckenboden paradox zu seiner normalen Funktion reagieren, das heißt, er muss sich in der Ausatmungsphase entspannen. Zu diesem Thema finden Sie in dem Bereich des zweiten Trimesters ein eigenes Kapitel und eine extra Übungsreihe für den Beckenboden.

Wir haben für jedes Trimester eine komplette Übungsstunde erarbeitet, die auf die jeweilige vorrangigen Beschwerden eingeht. Sie können aber auch einzelne Elemente der Übungsstunden mischen oder verkürzen.

Jede Übungseinheit sollte jedoch mit einer Aufwärmphase und einer abschließenden Dehnungsreihe geübt werden.

Die Aufwärmeinheit ist für alle Trimester zu verwenden und sollte mindestens fünf bis zehn Minuten ausgeführt werden.

Die Dehnübungsreihe sollte jeweils als Abschluss einer Übungsreihe durchgeführt werden.

## Aquafitness

Aquafitness ist ein Sammelbegriff für alle Formen der aktiven Bewegung im Wasser. Was früher mit der traditionellen Wassergymnastik begann, hat sich mittlerweile zu einem umfangreichen und vor allem abwechslungsreichen Sortiment an wasserspezifischen Sportprogrammen entwickelt. Ob Schwimmen, Aquagymnastik oder Aquajogging, das Ziel all dieser Bewegungsformen ist, unter Ausnutzung der physikalischen Eigenschaften des Wassers, die Muskulatur zu lockern, zu kräftigen und zu dehnen.

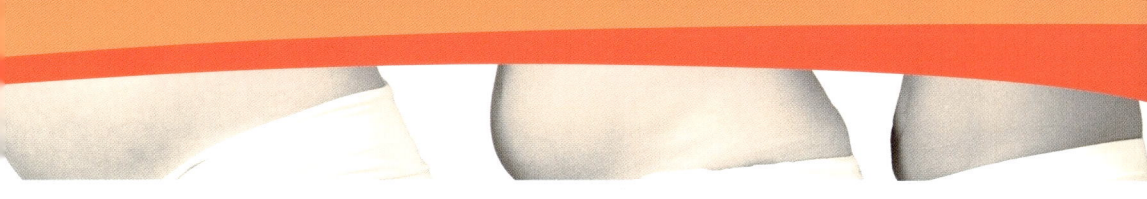

Vorteile des Wassers: Während der gesamten Schwangerschaft bietet das Wasser eine sanfte, angenehme und wirkungsvolle Trainingsumgebung. Die physikalischen Eigenschaften des Wassers ermöglichen der Schwangeren das Erleben einer Schwerelosigkeit und Leichtigkeit, die sie besonders aufgrund des erhöhten Körpergewichtes zu schätzen lernt. Der Auftrieb entlastet die beanspruchten Sehnen, Bänder und Gelenke. Gleichzeitig bewirkt der Wasserwiderstand einen schonenden Trainingseffekt auf den gesamten Bewegungsapparat. Jede Bewegung im Wasser erfordert einen höheren Krafteinsatz und somit eine größere Muskelarbeit als Bewegungen an Land, ohne die entsprechende Verletzungsgefahr mit sich zu bringen. Allein beim Schwimmen wird etwa fünfmal mehr Energie umgesetzt als beim Gehen.

Ein weiterer Vorteil des Wassers ist, dass keine bestimmte Ausrüstung benötigt wird, da der Wasserwiderstand allein ein hervorragendes Trainingsmittel darstellt. Zwei jedoch sehr zu empfehlende und abwechslungsreiche Trainingsgeräte sind die Aqua-Nudel und das Schwimmbrett (s.u.). Sie können sowohl für viele unterschiedliche Kräftigungsübungen als auch für Entspannungsübungen eingesetzt werden.

Durch körperliche Bewegung werden Kreislauf, Stoffwechsel und Durchblutung angeregt. Geh- und Laufbewegungen bewirken einen Massageeffekt des Wassers und begünstigen gezielt den Blutrückfluss. Krampfadern, Thrombosen und Venenentzündungen treten seltener auf oder können vermieden werden. Der hydrostatische Druck des Wassers massiert zusätzlich die Haut und fördert den Stoffaustausch im Gewebe, wodurch Wasseransammlungen in den Armen und Beinen (Ödeme) nach dem Aquatraining fast vollständig verschwinden.

Ein aerobes Aquatraining fördert durch die vermehrte Durchblutung des mütterlichen Organismus auch die Sauerstoffversorgung des Kindes. Als aerob bezeichnet man das Training, wenn Sie in einem Bereich trainieren, in dem Ihr Körper genügend Sauerstoff zur oxydativen Verbrennung der Energieträger zur Verfügung hat. Ob Sie tatsächlich im aeroben Bereich trainieren, zeigt Ihnen der sogenannte Talk-Test (s. S. 16/17).

Ein weiterer positiver Effekt des Wassers ist die intensive Beanspruchung der Atemmuskulatur. Der hydrostatische Druck stellt einen Widerstand für den Brustkorb dar, gegen den die Schwangere „anatmen" muss. Die Einatmung wird erschwert und bewirkt ein intensives Training der Muskulatur. Dieses Training kann der Mutter im Hinblick auf die intensive Atmung bei der Geburt sehr helfen.

Schwangerschaft und Geburt sind eine Strapaze für den Beckenboden. Besonders zum Ende einer Schwangerschaft lastet ein erheblicher Druck auf dieser Muskelgruppe. Andererseits müssen sich diese Muskeln unter der Geburt sehr stark dehnen, um dem Kind den Weg ins Leben zu ermöglichen. Ein trainierter Beckenboden ist diesen Anforderungen besser gewachsen. Grätsch- und Kraulbewegungen im Wasser dienen während der Schwangerschaft der Kräftigung dieser Muskulatur (s. Kap. 4.3.1 Schwimmen). Die gleichen Übungen helfen der Frau, auch nach der Schwangerschaft den Beckenboden wieder in Form zu bringen und eine sonst häufig drohende Inkontinenz zu vermeiden.

Rückenschmerzen zählen zu den vielfach genannten Schwangerschaftsbeschwerden. Ursachen sind häufig Fehlhaltungen aufgrund des zusätzlichen Körpergewichts und der Verlagerung des Körperschwerpunktes. Ein frühzeitig begonnenes Training im Wasser kann hier vorbeugend wirken bzw. Beschwerden vermindern.

Im Wasser richtet sich der Körper automatisch auf, um die Balance zu halten. Allein hierdurch wird die Stütz- und Haltemuskulatur trainiert. Zusätzlich bewirkt der Auftrieb des Wassers eine Reduktion des Körpergewichts um bis zu 90 Prozent, wodurch die Wirbelsäule entlastet und gleichzeitig der Druck auf die Zwischenwirbelscheiben minimiert wird. Ein regelmäßiges Training im Wasser führt zur Kräftigung der Stütz- und Haltemuskulatur sowie zur Lockerung von verkrampften und verspannten Muskeln.

Ob man sich für eine Form der Aquafitness entscheidet oder eine Kombination der unterschiedlichen Bewegungsformen wählt, bleibt jeder Frau selbst überlassen. Anders als beim Laufen, in der Gymnastik und beim Yoga kann man bei der Aquafitness alle Übungen während der gesamten Schwangerschaft durchführen. Die später aufgeführte Einteilung in die drei Trimester ist lediglich eine Möglichkeit der Trainingsgestaltung. Probieren Sie die unterschiedlichen Bereiche mit ihren Übungen selber aus und stellen Sie sich Ihr eigenes Programm zusammen. Grundsätzlich sollte eine Trainingseinheit aus einem kurzen Warm-up, dem Hauptteil und dem Cool-down bestehen.

*Hinweise zur Aquatrainingsgestaltung*
Ein wichtiger Punkt für das Training im Wasser ist die Überprüfung der individuellen Belastungsintensität anhand der Pulsfrequenz. Zu beachten ist hier allerdings, dass sich die Herzfrequenz im Wasser anders verhält als an Land. Gemäß den Richtlinien des ACOG (American College of Obstetricians and Gynecologists) sollte die Herzfrequenz einer Schwangeren 140 Schläge pro Minute nicht überschreiten. Dieser Wert gilt allerdings **nicht** für das Training im Wasser. Beim Aufenthalt im Wasser wird bedingt durch den Tauchreflex und den hydrostatischen Druck des Wassers die Pulsfrequenz gesenkt: Der auf den Körper einwirkende Wasserdruck bewirkt eine Verschiebung des Blutvolumens aus der Peripherie zur Körpermitte, wodurch das Herz besser mit Blut versorgt wird, d.h. das Schlagvolumen nimmt zu und die Herzfrequenz sinkt entsprechend, so dass das Herzminutenvolumen gleich bleibt. Um eine Überforderung zu vermeiden, sollte die Pulsfrequenz bei einem allgemein aeroben Ausdauertraining im Wasser deshalb um 10–15 Schläge pro Minute tiefer liegen, also bei ca. **125–130** Schlägen pro Minute.

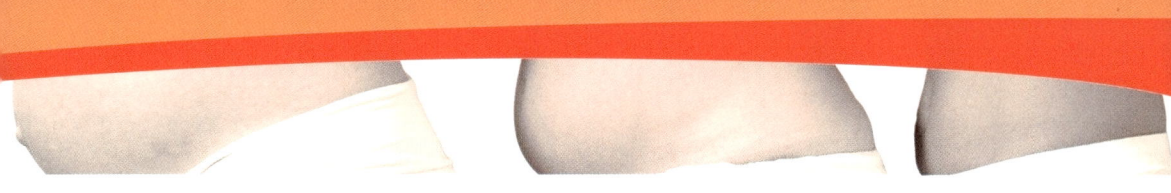

Als Faustregel für ein aerobes Training gilt auch im Wasser der sogenannte Talk-Test (s. Kasten oben). Optimaler ist jedoch zusätzlich die regelmäßige Überprüfung der Pulsfrequenz. Ob man sich für die manuelle Messung entscheidet oder eine Pulsuhr zur Hilfe nimmt, bleibt jedem selbst überlassen. Der Vorteil der Pulsuhr liegt gerade beim Training im Wasser bei der pausenlosen Überprüfung des Pulses, ohne das Training unterbrechen zu müssen. Für die manuelle Messung muss man ggf. an den Rand schwimmen, um die Herzfrequenz adäquat ermitteln zu können.

Die Wassertemperatur sollte mindestens 28°C betragen, besser sind jedoch Wassertemperaturen von ca. 30°C, um ein Auskühlen zu vermeiden. Ist der Körper erst einmal in Bewegung und aufgewärmt, sind auch 28°C ausreichend. Vor Entspannungsübungen sollte der Kreislauf immer kurz in Schwung gebracht werden, um ein Auskühlen zu vermeiden. Zusätzlich sollte auf eine ausreichende Flüssigkeitszufuhr geachtet werden, da das Durstgefühl im Wasser erst relativ spät auftritt.

### Schwimmen

Schwimmen ist eine hervorragende Möglichkeit, um sich für ein Aquatraining aufzuwärmen, kann aber auch als alleinige Trainingsmethode für ein aerobes Ausdauertraining genutzt werden. Empfehlenswerte Schwimmstile, die während der gesamten Schwangerschaft durchgeführt werden können, sind: Brust-, Kraul-, Rücken-, oder Seitenschwimmen.

**Empfehlenswerte Schwimmstile:**
- **Rückenschwimmen**
- **Kraulschwimmen**
- **Brustschwimmen**
- **Seitenschwimmen**

Um Verspannungen in der Nackenmuskulatur zu vermeiden, empfiehlt sich ein regelmäßiger Wechsel zwischen Brustschwimmen und den anderen Schwimmstilen. Frauen, die schon einige Vorerfahrungen mitbringen, oder denen es nichts ausmacht ihr Gesicht ins Wasser zu senken, sollten versuchen, den Kopf nur zum Atmen aus dem Wasser zu heben und ins Wasser auszuatmen. Durch diesen stetigen Wechsel wird die Nackenmuskulatur zwischendurch entlastet und es kommt seltener zu Verspannungen in diesem Bereich. Frauen, die sich mit dieser Methode unsicher fühlen, sollten sich zu nichts zwingen. Ein regelmäßiger Wechsel zwischen den Schwimmstilen ist ebenso hilfreich und vermeidet Probleme in der Nackenmuskulatur.

Sehr zu empfehlen sind Kraul- und Scherbewegungen der Beine. Hierbei wird die Beckenbodenmuskulatur vermehrt eingesetzt und gekräftigt. Der Schwerpunkt dieser

Übungen liegt auf dem kraftvollen Einsatz der Beine, weshalb sich für den Oberkörper und die Arme ein Auftriebsmittel empfiehlt. So können Sie sich ausschließlich auf die Beinbewegungen konzentrieren. Im Folgenden werden einige einfache Grundbewegungen unter vermehrtem Einsatz der Beckenbodenmuskulatur beschrieben:

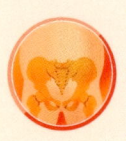

- **Kraftvolle Beinbewegung des Brustschwimmstils. Achten Sie auf das vollständige Schließen der Beine**
- **Kraulbeinschlag in Bauchlage (Beine sind unterhalb der Wasseroberfläche)**
- **Kraulbeinschlag in Rückenlage (Beine sind unterhalb der Wasseroberfläche)**
- **Schwimmen in Seitenlage mit kraftvollem Scherschlag der Beine**

In den Trimester-Trainingseinheiten wird das Schwimmen als isolierte Übung nicht mehr aufgegriffen. Dies bedeutet nicht, dass es sich weniger gut als Sportart für Schwangere eignet. Vielmehr hielten wir es nicht für notwendig, eine detaillierte Anleitung zum Schwimmen zu geben. Die unterschiedlichen Schwimmstile können als alleinige Trainingseinheit ausgeübt werden, oder Sie fügen sie ergänzend zu den nachfolgenden Trainingseinheiten hinzu. Ersetzen Sie doch einfach mal die Übungen des Warm-ups durch eine Schwimmeinheit oder nutzen Sie das Schwimmen zwischendurch zur aktiven Erholung. Auch nach dem Cool-down ist das Schwimmen sehr zu empfehlen, um den Kreislauf nochmals zu aktivieren und nicht kalt aus dem Wasser zu steigen.

### Aquagymnastik

Der Aquagymnastik sind während der Schwangerschaft kaum Grenzen gesetzt. Ob Dehn- oder Kräftigungsübungen, im Flach- oder Tiefwasser, mit oder ohne Hilfsmittel, alles ist möglich und für die Schwangere erheblich leichter durchzuführen als an Land. Schon lange versteht man unter Aquagymnastik nicht mehr nur die einfache Gymnastik im Wasser. Vielmehr ist es eine Kombination von unterschiedlichen wassergymnastischen Übungsformen.

Solange es der Schwangeren dabei gut geht und sie ihre Belastungsintensität nicht überschreitet, können alle Übungen während der gesamten Schwangerschaft ausgeführt werden. Bauchübungen, wie z.B. Crunches, bei denen die geraden Bauchmuskeln vermehrt eingesetzt werden, sollten allerdings auch im Wasser vermieden werden, da ansonsten eine Rectusdiastase entstehen kann. Bei der Rectusdiastase wird die bindegewebige Schicht zwischen den beiden großen, von oben nach unten laufenden Bauchmuskeln, überdehnt oder reißt. Hierdurch verlieren die Muskeln ihren Halt und es entsteht eine Schwachstelle am Bauch.

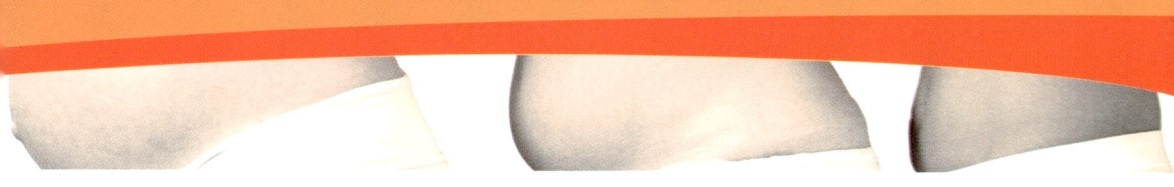

*Grundprinzipien der Aquagymnastik*

Durch die physikalischen Eigenschaften des Wassers ist die Aquagymnastik eine Sportart, die sehr variabel und durch nur kleinste Veränderungen sehr individuell steuerbar ist. Hierfür muss man nur einige wenige Dinge über den Wasserwiderstand wissen.
Die Höhe des Widerstandes hängt von der Angriffsfläche, die der Körper bzw. das Gerät im Wasser bietet, sowie von der Geschwindigkeit der Bewegungsausführung ab.
Das bedeutet:

- Je größer die Fläche ist, die sich dem Wasser entgegenstellt, desto größer ist der Widerstand und desto anstrengender wird die Übung.
- Je größer die Bewegungsgeschwindigkeit ist, desto höher ist der Wasserwiderstand. Je schneller man also eine Übung ausführt, desto anstrengender ist sie.
- Weiterhin lässt sich die Intensität steuern, indem man die Bewegungsamplitude oder den Hebel variiert. Hält man Arme und Beine während der Bewegung gestreckt anstatt gebeugt, sind die Übungen anstrengender.

Allein durch die Berücksichtigung dieser Prinzipien kann das Training sehr vielfältig und vor allem aber von der Belastungsintensität individuell gestaltet werden. Dies ermöglicht es Ihnen auch, zum Ende der Schwangerschaft Ihr Sportprogramm weiterhin durchführen zu können, ohne die Sportart aufgrund der zu hohen Belastung wechseln zu müssen. Behalten Sie jedoch immer im Hinterkopf, dass es beim Sporttreiben während der Schwangerschaft darum geht, fit zu bleiben und sich etwas Gutes zu tun. Es soll keine Wettkampfvorbereitung sein.
Durch den Einsatz von vier unterschiedlichen Handstellungen lassen sich die Übungen weiterhin variieren:

- Schneiden: Die Hände öffnen, die Finger dicht aneinander legen und die Hände dann in verschiedenen Ebenen durchs Wasser bewegen.
- Schaufeln: Die Hände sind geöffnet, die Finger geschlossen. Die Hände werden so gekrümmt, dass sie wie kleine Schaufeln geformt sind.
- Fächern: Die Hände sind geöffnet, die Finger lang, jedoch liegen sie nicht dicht beieinander, sondern werden gespreizt.
- Fausten: Die Hände werden zu Fäusten geballt und gegen den Wasserwiderstand eingesetzt.

Für ein ganzheitliches Training des gesamten Körpers sowohl im Bereich Ausdauer als auch im Bereich Kräftigung lassen sich diese verschiedenen Handstellungen durch sechs Basisbewegungen der Beine erweitern. Wenn die Arme im Wasser arbeiten sind die Beine ja noch „frei", um eine Bewegung durchzuführen und ebenfalls beansprucht zu werden. Der Kombinationsvielfalt sind keine Grenzen gesetzt. Man sollte jedoch vor allem auch auf die Durchführungsqualität achten. Überfordern Sie sich nicht und steigern Sie das Programm langsam. Die vorgestellten Übungen können zunächst auch erst einmal isoliert geübt werden, um dann später mit weiteren Bewegungen ergänzt zu werden.

Die folgenden Basisbewegungen der Beine werden in der Aquagymnastik im brusttiefen Wasser durchgeführt.

*Basisbewegungen der Beine*
- Die belastungsextensivste Bewegungsform ist das Gehen. Es eignet sich besonders für die ersten paar Minuten einer Trainingseinheit, aber auch zwischendurch für Phasen aktiver Erholung.
- Das Joggen oder Laufen im Wasser ist mit dem Gehen vom Bewegungsablauf her verwandt, durch das höhere Tempo und die größere Bewegungsamplitude allerdings anstrengender.

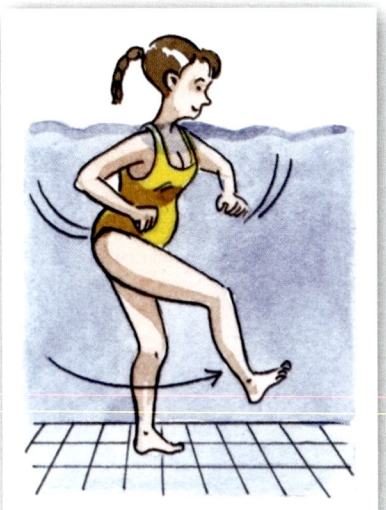

- Beim Kicken hat man ein Standbein, mit dem anderen Bein führt man eine Bewegung aus, als wolle man einen Fußball, der vor einem auf dem Beckenboden liegt, wegschießen. Kicken kann man sowohl aus dem Stand als auch aus einer Hüpfbewegung heraus, was die Bewegung anstrengender macht. Anders als bei Kickbewegungen an Land hat man im Wasser nicht nur während des eigentlichen Kicks nach vorne eine Kräftigung der Muskulatur, sondern auch beim aktiven Zurückziehen des Schwungbeins zum Standbein hin.

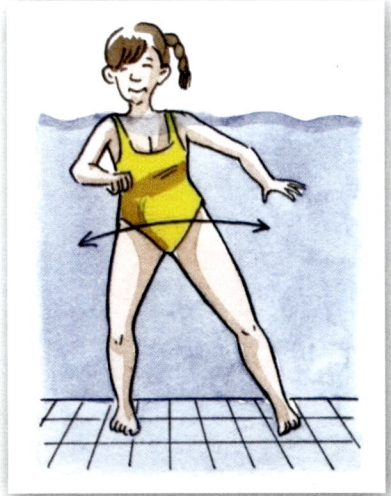

- Schaukeln kann man aus einer Grätsch- oder Schrittstellung heraus: Beim Schaukeln wird das Körpergewicht vom linken auf das rechte Bein verlagert und wieder zurück. Je nach Ausgangsposition schaukelt man entweder vor und zurück oder von rechts nach links, wobei die Füße ihren Platz nicht verlassen.

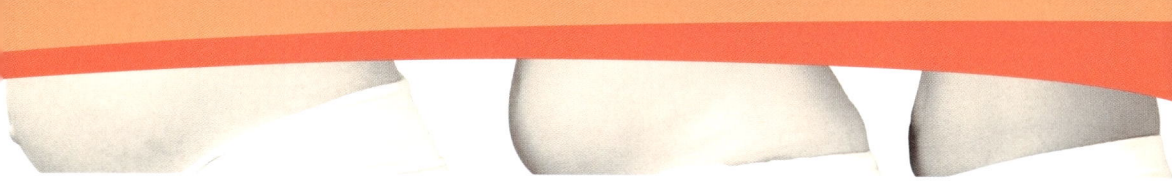

Im ersten Fall werden die Oberschenkelvor- der- und -rückseite sowie der Gluteus ma- ximus (großer Gesäßmuskel) gekräftigt, im zweiten Fall die Adduktoren (Beinanzieher, Oberschenkel-Innenbeinmuskeln) und die Abduktoren (Oberschenkel-Außenbein- muskeln).

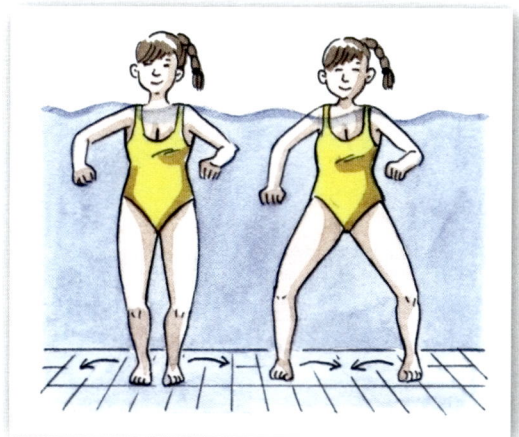

- Auch das Scheren ist wiederum aus der Grätsch- wie auch aus der Schrittstellung heraus möglich. Anders als beim Schau- keln tauschen nun aber die Füße in einem Sprung den Platz (Schrittwechselsprung/ Hampelmann).

- Hüpfen oder Springen kann man auf die unterschiedlichsten Arten und Weisen:
Zum Beispiel wie ein Frosch, indem beide Knie nach außen oben gezogen werden, während die Hände zwischen den Beinen nach unten drücken;
Hüftsprünge, bei denen aus der Hüfte heraus die Beine nach rechts und links gedreht werden, während die Schulterachse stabil bleibt.
Diese sind eine gute Konditionsübung und kräftigen außerdem die seitlichen Rumpf- muskeln.


*Ausrüstung*
Da mit Hilfe der oben erwähnten Handstellungen und Basisbeinbewegungen den Variationen des Trainings kaum Grenzen gesetzt sind, benötigt man eigentlich keine besonderen Ausrüstungsgegenstände. Zwei Hilfsmittel sollen hier dennoch vorgestellt und empfohlen werden, da man mit ihrer Hilfe tolle Kräftigungsübungen durchführen kann.
Das Schwimmbrett und die Aqua-Nudel sind mittlerweile weitverbreitete Geräte, die man sich häufig in den Bädern ausleihen bzw. relativ günstig erwerben kann. Die Aqua- Nudel besteht aus Schaumstoff, ist ungefähr 160 cm lang und hat einen Durchmesser von ca. 70 mm.
Das Schwimmbrett gibt es in unterschiedlichen Ausführungen. Häufig ist es aus Schaum- stoff und ca. 50x30 cm groß.
Ebenso effektiv können jedoch auch ganz gewöhnliche wasserfeste „Haushaltsgegen- stände" (z.B. Frisbeescheiben, Plastikteller, kleine Wasserbälle oder Schwimmflügel) ein- gesetzt werden. Ziel ist es, den Widerstand zu erhöhen, zweitrangig womit.

*Zur Durchführung*

Der Stundenaufbau der einzelnen Trainingseinheiten in den Trimestern ist nur ein Beispiel. In der Aquagymnastik sind grundsätzlich alle Übungen (Ausnahmen sind Hüpf- und Sprungbewegungen) während der gesamten Schwangerschaft durchführbar. Immer im Hinterkopf, dass viele von Ihnen zum ersten Mal mit dieser Sportart in Kontakt kommen, halten wir uns an folgende Grundsätze und erarbeiten so langsam ein sich steigerndes Training:

- vom Leichten zum Schweren
- vom Bekannten zum Unbekannten
- erst langsam, dann beschleunigen
- vom Einfachen zum Komplexen (Bewegungskombinationen)
- vom geringen Widerstand zum großen Widerstand

Beginnen sollten Sie Ihr Training immer mit einem kleinen Warm-up von ca. zehn Minuten, um den Körper auf die Belastung vorzubereiten. Im Anschluss können Sie den Hauptteil Ihres Programmes durchführen. Trainingslänge und Belastungsintensität sollten Sie von Ihrer Tagesform abhängig machen. Fangen Sie während der Kräftigungsübungen an zu frieren, sollten Sie zwischendurch immer mal eine Sequenz einfügen, bei der Ihr Kreislauf angekurbelt wird (z.B. Schwimmen, Aquajogging, etc.).

Ähnlich wie beim Laufen sollte man bei der Aquagymnastik das Ende eines Trainings durch ein sogenanntes Cool-down einleiten. Reduzieren Sie zunächst die Trainingsintensität für ein paar Minuten, um dem Herz-Kreislauf-System die Anpassung an die geringere Belastung zu erleichtern. Im Anschluss können die vorgeschlagenen Dehnungs- und Beweglichkeitsübungen durchgeführt werden.

Am Ende einer jeden Trainingseinheit können Entspannungsübungen stehen. Das Wasser bietet durch die empfundene Schwerelosigkeit eine ideale Umgebung für solche Übungen. Wichtig dabei ist, dass Sie nicht auskühlen und frieren.

*Entspannungsübungen*

- Beine am Beckenrand einhängen und sich im Wasser treiben lassen.
- Das Brett oder die Aqua-Nudel längs unter den Rücken legen, alle Viere von sich strecken und treiben lassen. Dabei ganz tief in den Bauch einatmen und den Atem durch den Mund langsam entweichen lassen.
- Zwei Schwimmbretter seitlich unter die Arme legen oder die Aqua-Nudel unter die Achselhöhlen legen und den Körper einfach dem Wasser überlassen und hängen lassen.

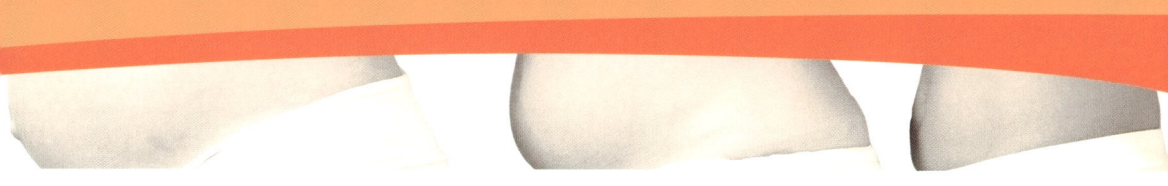

- Die Aqua-Nudel in den Nacken und unter die Arme legen. Den Kopf vorsichtig anlehnen. Eine zweite Poolnudel unter den Kniekehlen ermöglicht den nahezu schwerelosen Zustand. Sie können sich vom Wasser tragen oder von einem Partner an den Füße durchs Wasser ziehen lassen. Falls Sie nur eine Aqua-Nudel zur Hand haben, können Sie die Beine auch auf den Beckenrand legen.

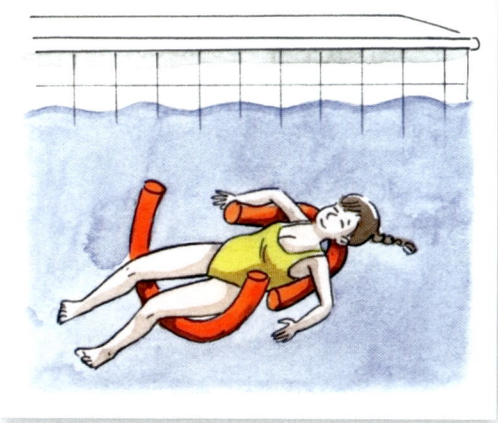

Die nachfolgende Gliederung der Trainingseinheiten in die unterschiedlichen Trimester stellt keinen starren Ablauf dar. Vielmehr dient sie als Orientierungshilfe bei der Erstellung Ihres individuellen Trainingsplans. Denn ebenso wie der Fitnessgrad bei Frauen variiert, variieren auch die körperlichen Veränderungen während der Schwangerschaft. Einige Frauen werden bestimmte Übungen länger durchführen können als andere, ohne dass sie ihr Bauch dabei behindert. Gesundheitlich gesehen, können alle Übungen bis zum Schluss durchgeführt werden, solange es Ihnen körperlich gut damit geht und Ihnen Ihr Bauch dabei nicht im Wege steht.

Bei der Ausführung der Kräftigungsübungen sollten folgende Tipps beachtet werden:

- Ausgangsposition einnehmen
- Gleichmäßige Bewegungsausführung
- Übungen ca. 10–20 Mal wiederholen (je nach Leistungsstand)
- Abhängig vom Fitnessgrad und Trainingsziel 2–4 Sätze wiederholen

Auch bei der Durchführung der Dehnübungen gibt es einige Dinge zu beachten:

- Beschriebene Dehnungsstellung langsam einnehmen, bis Sie ein leichtes Ziehen im entsprechenden Muskel verspüren (Wichtig: Kein Schmerz!)
- Dehnposition 20–30 Sekunden halten, ohne zu Wippen
- 2–3 Wiederholungen pro Übung
- Die Muskeln nicht im kalten Zustand dehnen
- Achten Sie auf eine ruhige und gleichmäßige Atmung

Die hier beschriebene Methode des statischen Dehnens dient der Verbesserung der allgemeinen Beweglichkeit und der Vorbeugung trainingsbedingter Verkürzungen.

Alle Übungen werden (wenn nichts anderes erwähnt) im schultertiefen Stand durchgeführt. Dieser wird durch Beugen der Beine oder eine Schritt- oder Grätschstellung erreicht. Hierbei wird der Rücken gerade gehalten, Bauch und Po sind angespannt. Unbedingt auf die Vermeidung eines Hohlkreuzes achten. Grundsätzlich gilt bei allen Übungen: Beim größten Kraftaufwand immer ausatmen und eine Pressatmung vermeiden.

### Aquajogging

Aquajogging ist letztlich nichts anderes als Laufen im Wasser. Der Vorteil dieser Variante im Gegensatz zum Laufen an Land liegt darin, dass Sehnen, Bänder und Gelenke kaum belastet werden. Die Verletzungsgefahr ist wesentlich geringer und auch Neueinsteiger können diese Sportart schnell erlernen und durchführen. Als Ausdauersportart lassen sich mit Hilfe des Aquajoggings die Leistungsfähigkeit und die Belastbarkeit steigern, was der Schwangeren helfen kann, die Geburt besser durchzustehen. Zusätzlich können durch die Kombination mit anderen Übungen gezielt Muskelgruppen gekräftigt, gedehnt und gelockert werden und so Schwangerschaftsbeschwerden reduziert oder gar vermieden werden.

Obwohl der Bewegungsablauf im Wasser sehr der Laufbewegung an Land ähnelt, erfordert es dennoch ein wenig Training der Koordination, um die Bewegung in der Schwerelosigkeit auszuführen.

Beim Aquajogging unterscheidet man zwei Formen. Bei der einen Variante trainiert man im brusttiefen Wasser mit Bodenkontakt, bei der anderen im Tiefwasser bleibt der Bodenkontakt aus. Hierbei sorgen spezielle Hilfsmittel für den nötigen Auftrieb. Beide Formen bieten unterschiedliche Vorteile und können, sofern das Schwimmbad dies ermöglicht, hervorragend kombiniert werden.

#### Ausrüstung

Für das Aquajogging im brusttiefen Wasser ist keine spezielle Ausrüstung notwendig. Allein die Variationen der unterschiedlichen Laufstile und Handstellungen ermöglichen eine Vielfalt an Übungen.

Für das Aquajogging im Tiefwasser benötigt man eine Auftriebshilfe, um an der Wasseroberfläche zu bleiben. Zum einen gibt es spezielle Aqua Belts, die man sich um den Bauch schnallen kann. Diese sind auch am Anfang noch für Schwangere gut zu verwenden, eignen sich jedoch weniger zum Ende der Schwangerschaft, da der Gürtel am Bauch zu sehr einschnürt. Eine sehr viel günstigere und während der gesamten Schwangerschaft zu nutzende Variante ist die Aqua-Nudel (häufig auch in Bädern aus-

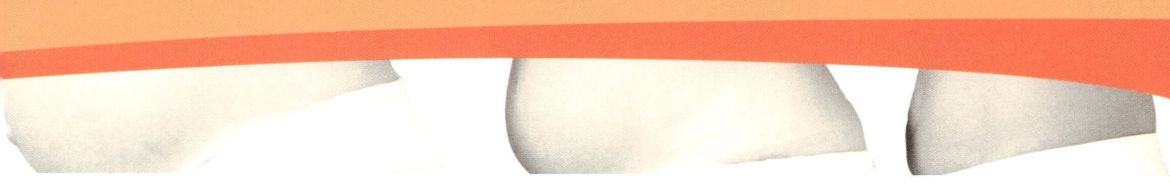

leihbar (s. S. 32 ff.)). Sie ermöglicht ebenso gut das Schweben im Wasser und ist zusätzlich ein tolles Hilfsmittel für viele andere Übungen.

Um eine Überlastung zu vermeiden, ist gerade beim Aquajogging auf eine adäquate Belastung zu achten. Zum einen eignet sich der oben erwähnte Talk-Test (s. S. 16/17) als Indikator für die Belastungsgrenze. Präziser lässt sich der Belastungsbereich jedoch durch das Messen der Pulsfrequenz steuern. Nicht unbedingt erforderlich, jedoch sehr hilfreich, ist der Einsatz einer wasserdichten Pulsuhr, da man gerade im Wasser für die manuelle Messung stets das Training unterbrechen muss.

*Technik im brusttiefen Wasser*

Im Folgenden soll kurz auf die Technik beim Aquajogging eingegangen werden. Für Anfänger empfiehlt sich der Einstieg im brusttiefen Wasser. Der Bewegungsablauf ähnelt stark dem Laufen an Land. Das hat den Vorteil, dass immer ein Fuß Kontakt zum Boden hat. Der später im Tiefwasser hinzukommenden Herausforderung aufgrund der

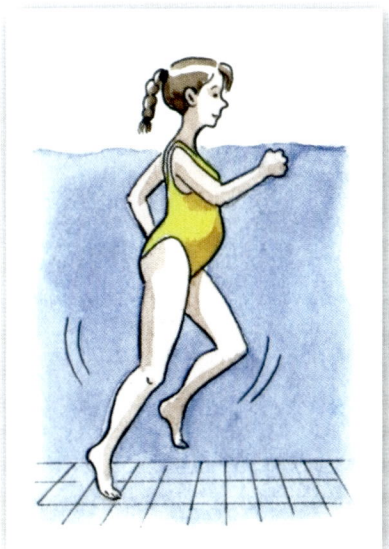

Schwerelosigkeit kann man so erst einmal „davonlaufen" und sich an den Bewegungsablauf gegen den Wasserwiderstand gewöhnen.

Der Wasserwiderstand bewirkt eine sehr viel langsamere und anstrengendere Bewegungsausführung.

Bei der Körperhaltung ist auf eine aufrechte Kopfhaltung zu achten. Der Blick ist nach vorne gerichtet. Der Oberkörper befindet sich in einer leichten Schräglage nach vorne. Die Arme werden im Ellenbogengelenk ca. 90° gebeugt. Genau wie beim Laufen an Land handelt es sich um eine gegengleiche Bewegung der Arme und Beine. Setzt man den linken Fuß nach vorne, wird gleichzeitig der rechte Arm nach vorne geführt. Es sollte darauf geachtet werden, dass die Bewegung der Arme aus einer Pendelbewegung des Schultergelenks geführt wird, so dass sich der Winkel in der Ellenbeuge kaum verändert und immer einen 90° Winkel ergibt.

Bezüglich der Körperhaltung lassen sich häufig drei Fehlerbilder feststellen:

1. Der Körper wird zu aufrecht im Wasser gehalten. Aus dieser Haltung heraus wird nur schwer ein Vortrieb erreicht, da die Beine nicht weit genug nach hinten geführt werden können.
2. Die Wirbelsäule wird im Brustwirbelsäulenbereich zu stark gebeugt. Zum einen wird die Atmung in dieser Haltung stark beeinträchtigt, zum anderen steht die Nackenmuskulatur unter einer pausenlosen Anspannung, so dass sich Verspannungen entwickeln können.
3. Der Körper wird zu weit nach vorne gelegt. Die Laufbewegung ähnelt eher einer Schwimmbewegung.

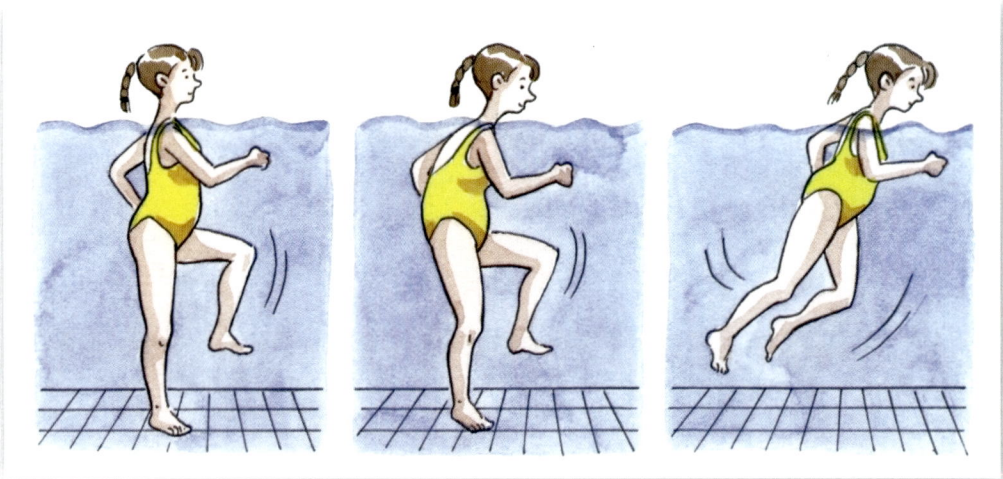

*Basisbewegungen der Beine*

Die folgenden Basisbewegungen der Beine gelten für den brusttiefen Wasserbereich, werden jedoch auch im später folgenden Tiefwasserbereich wieder aufgegriffen bzw. erweitert.

Der **Schrittlauf** ist die normale Lauftechnik beim Aquajogging und kann am längsten durchgeführt werden. Er dient gleichermaßen der Ausdauerverbesserung sowie der Kräftigung der Muskulatur.

- Wirbelsäule ist gestreckt
- Der Unterschenkel wird aktiv nach vorne „gekickt"
- Arme schwingen im 90° Winkel aus dem Schultergelenk

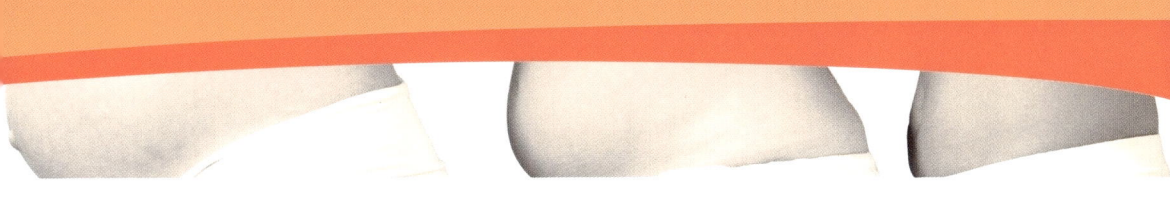

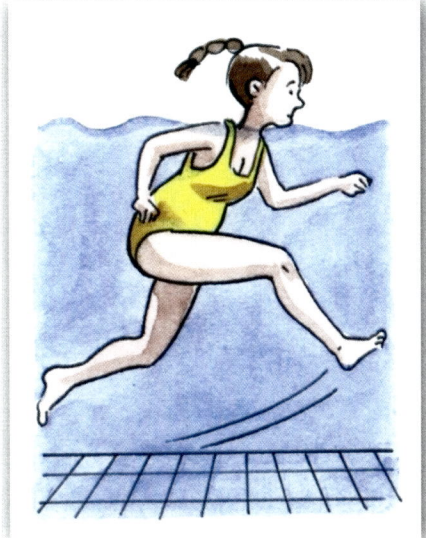

Die Laufbewegung im Wasser wird genauso durchgeführt wie die Laufbewegung an Land. Sie fühlt sich jedoch anders an, da die Hoch-Tief-Bewegung durch den Wasserwiderstand deutlich verringert wird. Das wichtigste Bewegungskriterium beim Schrittlauf ist der aktive „Kick" des Unterschenkels nach vorne, als ob man einen Ball wegschießen würde.

Der **Schreitlauf** ist eine Abwandlung des Schrittlaufs, bei der die Muskulatur stärker beansprucht wird. Charakteristisch ist das höhere Anheben des Knies und das weite nach vorne Führen des Fußes. Das hintere Bein wird so weit wie möglich nach hinten gestreckt.

- Füße werden weit nach vorne geführt
- Knie werden stärker angehoben als beim Schrittlauf
- Beine werden weit nach hinten gestreckt

Die Bewegung erinnert ein wenig an das Hinübersteigen über einen Gegenstand. Je nach Betonung der Bewegungsrichtung werden unterschiedliche Muskeln stärker gekräftigt. Setzt man vermehrt Kraft in das nach vorne Führen des Beines, werden Hüft- und vordere Oberschenkelmuskulatur stärker gekräftigt. Setzt man die Betonung auf das nach hinten Führen des Beines, trainiert man die Gesäß- und hintere Oberschenkelmuskulatur stärker.

Der **Kniehebelauf** ist für die Schwangere nur bedingt empfehlenswert. Durch die höhere Bewegungsfrequenz wird bei korrekter Ausführung das Herz-Kreislauf-System sehr viel stärker belastet als bei den anderen Beinbewegungen. Überfordern Sie sich nicht und denken Sie an die Überprüfung Ihrer Belastungsintensität. Die Pulsfrequenz einer Schwangeren sollte bei Übungen im Wasser 125–130 Schläge pro Minute nicht überschreiten. In der fortgeschrittenen Schwangerschaft wird der Bewegungsumfang durch den größer werdenden Bauch behindert. Ersetzen Sie den Kniehebelauf dann einfach durch eine andere Beinbewegung.

Der Bewegungsablauf wird durch das abwechselnde Anheben der Knie bis weit über die Hüfte bestimmt. Der Unterschenkel wird nur gering nach vorne geführt und es folgt eine aktive Streckung des Beines nach hinten unten. Vergleichen lässt sich die Bewegung mit dem Hinaufsteigen einer Treppe, wobei man immer mehrere Stufen auf einmal nimmt. Die Schwierigkeit liegt in der Bewegungsfrequenz, die sehr viel höher sein sollte als beim Schrittlauf.

- **Wechselseitiges Anheben der Knie über Hüfthöhe**
- **Kleiner Unterschenkelschwung nach vorne**
- **Aktive Streckung des Beins nach hinten unten**

Wer sich mit den unterschiedlichen Beinbewegungen beim Aquajogging vertraut gemacht hat, kann diese mit den vier Armbewegungen (Schneiden, Schaufeln, Fächern, Fausten) aus dem vorher beschriebenen Aquagymnastikteil (s. S. 32 ff.) kombinieren.

*Technik im Tiefwasser*
Die eigentliche Lauftechnik im Tiefwasser unterscheidet sich nicht von derjenigen im brusttiefen Bereich. Die Schwierigkeit der korrekten Bewegungsausführung liegt in der Koordination der Übungen trotz fehlendem Bodenkontakt. Der gesamte Körper befindet sich im Wasser. Nur der Kopf wird außerhalb dieses Mediums gehalten, wodurch eine Art Schwerelosigkeit empfunden wird. Für die Schwangere ist diese Position gerade zum Ende der Schwangerschaft sehr angenehm, da sie das zusätzliche Körpergewicht für einen Moment nicht selber tragen muss. Um an der Wasseroberfläche zu bleiben, benötigt man jedoch eine Auftriebshilfe (s. Ausrüstung). Ob Sie sich nun für einen Aqua Belt oder für eine Aqua-Nudel entscheiden, bleibt Ihnen überlassen. Die Übungsausführung ist grundsätzlich gleich. Die Übungen im folgenden Teil werden für den Gebrauch der Aqua-Nudel beschrieben.
Sowohl die Körperhaltung als auch die Basisbewegungen der Beine können aus dem vorangegangenen Kapitel für den brusttiefen Bereich übernommen werden. Für den Tiefwasserbereich folgt allerdings eine kleine Ergänzung der Basisbewegungen und einige Hinweise zum richtigen Gebrauch der Aqua-Nudel.

*Basisbewegungen der Beine*
Bei der Ausführung der Übungen mit Hilfe einer Aqua-Nudel gibt es zwei Möglichkeiten. Zum einen kann die Aqua-Nudel in der Reiterstellung zwischen die Beine geklemmt

werden, so dass man ähnlich wie mit einem Aqua Belt beide Arme frei bewegen kann. Bei der zweiten Variante legt man sich die Aqua-Nudel um den Rücken und zieht die Enden unter den Achseln nach vorne durch.

Da sich bei dieser Ausführung das Auftriebshilfsmittel näher am Körperschwerpunkt befindet, ist es leichter, die Balance zu halten. Der Nachteil liegt in der eingeschränkten Bewegungsfreiheit der Arme. Bei der isolierten Ausführung der Basisbewegungen der Beine spielt dies jedoch zunächst keine Rolle. Sollen später die Basisbewegungen der Beine mit den unterschiedlichen Armbewegungen kombiniert werden, sollte man sich für die Reiterstellung entscheiden.

Die drei im vorangegangenen Kapitel beschriebenen Basisbewegungen der Beine (Schritt-, Schreit-, und Kniehebelauf) werden für den Tiefwasserbereich noch durch den *Robojogg* erweitert.

Der Robojogg stammt ursprünglich aus dem Rehabilitationsbereich. Der Vorteil dieser Lauftechnik liegt in der relativ einfach zu erlernenden Bewegung. Bei korrekter Ausführung wird die gesamte Beinmuskulatur (Beinbeuger, Beinstrecker, Wadenmuskulatur) eingesetzt und gekräftigt. Charakteristisch für den Bewegungsablauf sind die vollständig durchgestreckten Beine. Sie werden abwechselnd nach vorne und nach hinten geführt. Beim nach vorne Führen des Beins wird die Fußspitze angezogen, beim nach hinten Führen wird die Fußspitze gestreckt. Die Armhaltung unterscheidet sich ein wenig von den anderen Lauftechniken. Die Arme werden stärker eingesetzt um das Gleichgewicht zu halten. Der Winkel bleibt deshalb nicht konstant auf 90°, sondern verkleinert sich bei der Vorwärtsbewegung und vergrößert sich beim Zurückführen des Armes.

- Beine sind ganz durchgestreckt
- Armwinkel verändert sich
- Fußspitze beim nach vorne Führen anziehen

In den Trimester-Trainingseinheiten werden keine gesonderten Übungen im Bereich Aquajogging aufgezeigt. Vielmehr wird Aquajogging als kleine Sequenzen in die Einheiten der Aquagymnastik integriert. Aquajogging kann jedoch auch isoliert als gezieltes Ausdauertraining betrieben werden. Wer möchte, kombiniert die einzelnen Bereiche der Aquafitness miteinander und schafft sich so ein ganz individuelles und abwechslungsreiches Trainingsprogramm.

## Yoga

Yoga ist eine exzellente Möglichkeit, um in der Schwangerschaft die körperliche Fitness zu steigern und sich körperlich wie auch mental auf die Geburt und das Mutter-Sein vorzubereiten. Yoga kräftigt und dehnt die Muskeln, sensibilisiert aber außerdem für die Wahrnehmung von Körper, Atmung, Gedanken und Gefühlen und hilft so, die Schwangerschaft bewusst zu erleben und eine positive Geburt vorzubereiten. Durch Yoga können Sie Gelassenheit, Ruhe, Ausgeglichenheit und Kraft erreichen und lernen, gemäß Ihren Instinkten und Ihrer Intuition – also im wahrsten Sinne des Wortes „aus dem Bauch" heraus – zu handeln. Zunehmend zu merken, wie Sie mit ihrem sich verändernden Körper und ihrem Baby vertraut werden und wie viel Gelassenheit aber auch Kraft Sie haben, wird Ihnen Sicherheit für die Schwangerschaft und die Geburt geben, die Sie eigenständig gestalten können und die nicht einfach mit Ihnen passiert.

### Was ist eigentlich Yoga?

Vielfach denkt man beim Stichwort Yoga an asketisch aussehende Menschen, die auf dem Kopf stehen oder ihre Gliedmaßen ineinander verknotet haben. Tatsächlich sind Asanas, also Körperstellungen, ein wesentlicher Bestandteil von Yoga. Yoga ist aber weit mehr als ein körperliches Übungssystem oder eine Art Sport. Yoga ist ein altes philosophisches System, das bereits vor mehr als 3000 Jahren in Indien entwickelt wurde. Yoga kommt aus dem Sanskritwort „yug" und bedeutet „vereinen". In der Yogaphilosophie strebt man nach einer Vereinigung der individuellen Seele mit dem Höheren, dem Erkennen, dass diese individuelle Seele und das Göttliche eins sind. Aber Yogapraxis ist auch ganz unabhängig von diesem spirituellen „Fernziel" ein Weg, um Körper, Geist und Seele in Einklang zu bringen, indem man lernt, die Muskulatur zu kräftigen und zu entspannen, Gedanken zu konzentrieren und Emotionen zu stabilisieren.
Körperliche Fitness, gezielte muskuläre Entspannung, aber auch Entspannung und Gelassenheit auf gedanklicher und emotionaler Ebene sind für eine entspannte Schwangerschaft und die Geburtsvorbereitung wichtig und förderlich.

### Die Körperübungen (Asanas)

Die Yoga-Körperübungen (Asanas) prägen unsere westliche Vorstellung von Yoga. Asanas kräftigen die Muskulatur, lösen Verspannungen und korrigieren Fehlhaltungen. Sie regen den Stoffwechsel an und verbessern die Sauerstoffversorgung der Muskulatur – kurzum: Der Energiefluss wird verbessert und das Wohlbefinden gesteigert.
Asanas führt man langsam und bewusst im Einklang mit der Atmung aus. Dadurch wird die Körperwahrnehmung verbessert und man lernt, Muskeln bewusst anzuspannen und zu entspannen, was für die Geburt sehr hilfreich ist. Asana bedeutet „ruhige Stellung". Deshalb ist es hilfreich, bei den Asanas die Augen zu schließen, tief in den

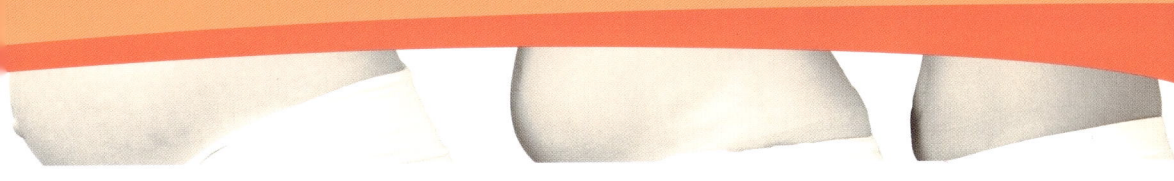

Bauch zu atmen und sich auf die Veränderungen im Körper während der Übungen zu konzentrieren. Ein Grundprinzip beim Yoga besteht darin, sich selbst und sein Tun ganz genau wahrzunehmen, aber nicht zu bewerten. Empfindungen in der Muskulatur (Erwärmung, Anspannung, leichtes Ziehen etc.) aber auch Gedanken und Emotionen, die während des Übens entstehen, werden zwar wahrgenommen, aber nicht beurteilt. Sie sind weder gut noch schlecht, sondern einfach nur „da".

Die Reihenfolge, in der man Asanas innerhalb einer Yogaeinheit übt, ist nicht belanglos. Im Yoga haben sich Übungsreihenfolgen etabliert, die so zusammengestellt sind, dass sie die gesamte Muskulatur kräftigen, die Wirbelsäule in all ihren Bewegungsrichtungen geschmeidig halten und dehnen und in der jede Yogastellung die vorangegangene entweder intensiviert oder ausgleicht. So folgen beispielsweise auf Vorbeugen Rückbeugen.

### Die Atemübungen (Pranayama)

Unsere Atmung ist ein weitgehend autonomer Vorgang. Das heißt, wir brauchen das Ein- und Ausatmen nicht willentlich zu steuern, sondern diese Aufgabe übernimmt unser vegetatives Nervensystem. Nichtsdestotrotz wissen wir aus unserem Alltag, dass Atmung und Emotionen eng miteinander verknüpft sind. Wenn wir nervös sind oder Angst haben, zum Beispiel vor einem Zahnarztbesuch, einem Gespräch mit dem Chef, einem Fallschirmsprung oder aber vor und während der Geburt, wird unsere Atmung schnell und flach. Aber wir kennen auch das Phänomen, dass wir unsere Angst und Nervosität durch bewusst tiefes Einatmen mildern können. Diese Zusammenhänge macht man sich im Yoga zunutze, indem man den unbewussten Vorgang der Atmung ins Bewusstsein hebt und so lernt, durch die Atmung Emotionen zu kontrollieren und Entspannungszustände bewusst herbeizuführen. Die bewusste Atmung spielt beim Yoga nicht nur in den speziellen Atemübungen – den sogenannten Pranayama – eine Rolle, sondern begleitet jede Yogaübung.

Ziel des Pranayama während der Schwangerschaft ist zunächst, die Qualität der Atmung zu verbessern. Das heißt zu lernen, den Atem natürlich und ruhig, lang und tief fließen zu lassen, alle Atemräume zu nutzen und eine lange, tiefe Ausatmung zu entwickeln. All dies hilft, sich während der Schwangerschaft, aber vor allem während der Geburt, mit Hilfe der Atmung bewusst zu entspannen. Außerdem wird durch die sogenannte yogische Vollatmung, also die Nutzung aller Atemräume, der mit zunehmendem Bauchumfang auftretenden Kurzatmigkeit entgegengewirkt.

Beim Pranayama während der Schwangerschaft sind lange Atempausen zu vermeiden. Die Übungen sollen nicht angestrengt durchgeführt werden, sondern mit innerer Entspannung und ruhiger Atmung. Pressatmung ist zu vermeiden.

Wichtig für die Pranayamaübungen ist eine bequeme und aufrechte Sitzhaltung, um einen ungehinderten Energiefluss und eine freie Atmung zu gewährleisten. Während der Schwangerschaft kann man einen aufrechten Sitz durch ein Kissen unter dem Gesäß, dem Anlehnen an eine Wand oder auch Nutzung eines Stuhles unterstützen.

### Meditation

Meditation ist weit mehr als einfaches Nachdenken oder Nachsinnen über Texte oder Bilder oder Entspannung zu meditativer Musik. Meditation ist Einkehr nach Innen und Abwendung von Äußerem und verlangt oft jahrelanges Üben von meditativen Techniken, bevor ein Zustand tiefer Meditation erreicht ist. Erster Schritt zur Meditation ist die Bewusstmachung sonst unbewusst ablaufender Vorgänge, wie z.B. der Atmung. Dadurch gelingt es, mit seinen Gedanken zumindest für einen Augenblick ganz im „Jetzt" zu sein. Meistens sind wir im Alltag mit Dingen aus der Vergangenheit oder der Zukunft beschäftigt, aber fast nie sind unsere Gedanken ganz im Moment. Wir beschäftigen uns damit, was im Laufe des Tages alles passiert ist, was uns bewegt hat, wen wir getroffen haben, wo wir richtig oder falsch reagiert haben oder was wir hätten tun sollen. Oder wir sind mit unseren Gedanken der Zeit voraus und beschäftigen uns schon mit der Zukunft, mit Gedanken an die Geburt oder schmieden Pläne für die Zeit, wenn das Kind da ist. Wir machen uns Sorgen, was wir noch alles erledigen müssen, ob das Baby gesund sein wird usw. So wichtig es auch ist, die Vergangenheit zu reflektieren und die Zukunft zu antizipieren, so wichtig ist es für geistige Entspannung und Gelassenheit, für eine Weile Gedanken an die Vergangenheit und Zukunft fallen zu lassen und nur im Augenblick zu sein. Dieses Loslassen lernt man durch Meditation und Yoga, weil man übt, die Gedanken immer wieder von der Außenwelt zu lösen und nach innen zu ziehen.

Anfangs reicht es vollkommen aus, zwei bis drei Minuten zu meditieren. Anfängerinnen werden sehen, wie schwierig selbst das ist. Ebenso wie bei den Atemübungen ist eine aufrechte und dennoch bequeme Sitzposition wichtig.

### Zur Durchführung

Alle nachfolgenden Übungen sind für Frauen konzipiert, die noch keine Erfahrungen im Yoga haben. Aber auch Schwangere, die schon seit längerer Zeit Yoga praktizieren, finden hier neue Anregungen, wie verschiedene Übungen so abgewandelt werden können, dass Sie auch in der Schwangerschaft durchführbar sind. Die Übungen sind für jedes Trimester als eine abgeschlossene Yoga-Stunde zusammengestellt, die Sie komplett durchführen können. Wenn Sie sich für die Übungen eines Trimesters nicht mehr oder immer noch fit und beweglich genug fühlen, können Sie natürlich auch früher in das Programm des höheren Trimesters wechseln oder aber länger im jeweiligen Programm verbleiben. Sie können sich aus den gezeigten Übungen auch einzelne herausnehmen und isoliert üben. Z.B. wenn Sie weniger Zeit haben oder gezielt mit einzelnen Übungen Schwangerschaftsprobleme angehen möchten.

Wichtig ist bei allen Übungen im Yoga, dass im Gegensatz zu beispielsweise unseren westlichen Kräftigungsübungen immer nur die Muskeln angespannt werden, die in der jeweiligen Übung gebraucht werden. Die restliche Muskulatur ist locker und entspannt. So lernt man, sich auch in der Anspannung zu entspannen. Eine Fähigkeit, die besonders für die Geburt von Bedeutung ist. Alle Bewegungen sind mit einer bewussten Atmung koordiniert und werden bewusst, langsam und sanft ausgeführt. Nach jeder Asana kehrt eine kurze Ruhephase ein, in der man in der Totenstellung, in einer abgewandelten Entspannungsposition oder der Stellung des Kindes (s.u.) in den eigenen Körper und zu seinem Kind hineinspürt, bis sich die Atmung und der Herzschlag wieder normalisiert haben.

Ihr Baby sollte bei allen Übungen soviel Platz haben wie möglich, weshalb auf den Bauch oder das Becken kein Druck ausgeübt wird. Halten Sie alle Übungen nur so lange, wie es angenehm ist und Sie das Gefühl haben, genug Luft zu bekommen und entspannt atmen zu können.

Durch die hormonelle Umstellung lockern sich während der Schwangerschaft die Bänder, weshalb man gelenkiger ist als sonst. Deshalb sollten Sie die Übungen behutsam ausführen und nicht zu stark in die Dehnstellungen gehen, um Verletzungen zu vermeiden.

## *Ausrüstung*

Für die Übungen sollten Sie sich einen ruhigen Ort suchen und bequeme Sportkleidung tragen. Für manche Übungen benötigen Sie ein bis zwei Wolldecken, ein Kissen, einen Gürtel oder Springseil und einen Stuhl.

# Das erste Trimester
# (1.–12. Schwangerschaftswoche)

Das erste Trimester einer Schwangerschaft ist geprägt von Umstellung, Einstellung und Akzeptanz. Der gesamte Körper muss sich erst auf die neue Situation einstellen.

Die Gefäße werden weit gestellt, um ein größeres Blutvolumen fassen und transportieren zu können. Bänder, Sehnen und Gelenke werden weicher und lockerer, wodurch sich die Verletzungsgefahr erhöht. Viele Frauen verspüren einen erhöhten Druck auf die Blase, da die Gebärmutter direkt auf der Harnblase liegt. Die Darmperistaltik wird verlangsamt. Der gesamte Körper ist mit dieser Umstellung beschäftigt, so dass häufig eine extreme Müdigkeit die Folge ist. Diese Phase der Schwangerschaft wird oft von Übelkeit und Kreislaufproblemen begleitet, da der Stoffwechsel noch nicht ganz auf die neue Situation eingestellt ist. Manche Frauen spüren ein starkes Ziehen an den Mutterbändern, die die Gebärmutter am Becken befestigen.

In dieser Phase der Schwangerschaft sollten Sie Ihre Trainingsschwerpunkte auf kreislaufunterstützende Übungen konzentrieren und sich nicht überlasten.

## Allgemeiner Sportarten-Check

Im ersten Trimester können Sie vielfach Ihr gewohntes Bewegungsprogramm durchführen. Bewegung hilft nachweislich auch gegen die oft in dieser Zeit auftretenden unangenehmen Schwangerschaftsprobleme wie Übelkeit und Erbrechen. Das erklärt, weshalb sportliche Frauen in geringerem Maße darunter leiden als Inaktive. Selbstverständlich sollten Sie auf Ihren Körper hören. Wenn Ihnen speiübel ist, oder Sie sich völlig erschöpft und müde fühlen, gönnen Sie sich Ruhezeiten und reduzieren Sie Ihren gewohnten Trainingsumfang.

### Aerobic

Ihr Aerobic-Training können Sie wie gewohnt fortführen, wenngleich Sie von nun an nur noch Low-Impact-Kurse wählen sollten, also Kombinationen und Schritte, bei denen immer ein Fuß am Boden ist und die Flugphase vermieden wird. Vorsicht ist in den sogenannten Fatburner-Kursen geboten. Dieses intensive Ausdauertraining ist weiterhin möglich, jedoch darf der Puls nicht über 130–140 Schläge pro Minute ansteigen. Am besten mit Pulsuhr trainieren. Auch Step-Aerobic ist im ersten Trimester ohne weiteres möglich, gleiches gilt für Body-Forming oder Bauch-Beine-Po-Angebote.

### Gerätetraining

Krafttraining an Geräten ist auch während der Schwangerschaft möglich und sinnvoll. Tabu ist jedoch Training mit Maximalkraft (hohe Gewichte bei niedrigen Wiederholungszahlen). Vielmehr sollten Sie ein Kraftausdauertraining (relativ niedrige Gewichte bei hohen Wiederholungszahlen) durchführen. Bei einem solchen Training ist es auch einfach, Pressatmung zu vermeiden, die zu einer Sauerstoffunterversorgung des Babys führen kann. Im ersten Trimester können Sie Ihr normales Programm fortführen, sofern die oben genannten Regeln beachtet werden.

### Radfahren

Radfahren ist generell hervorragend für die Zeit der Schwangerschaft geeignet. Es ist ein tolles Ausdauertraining und die Muskulatur der Beine wird sanft trainiert. Der riesige Vorteil des Trainings auf dem Rad liegt darin, dass das zunehmende Körpergewicht auf dem Sattel ruht und nicht von den Gelenken getragen werden muss. Deshalb rauf aufs Rad. Lediglich von sehr holprigen, sturzgefährlichen Mountainbiketouren sollten Sie absehen.

### Skifahren

Alpiner Skilauf und Snowboarden sind im ersten Trimester dann möglich, wenn Sie in der Technik geübt und sicher sind. Tabu sind jedoch Buckelpisten, da die Schläge für das Baby nicht empfehlenswert sind. Vorsicht ist auch im Tiefschnee geboten, da hier – genau wie auf der Buckelpiste – die Sturzgefahr deutlich höher ist. Und Sie sollten besonders umsichtig fahren, um Kollisionen zu vermeiden. Wichtig ist zudem, dass Sie sich Abfahrten aussuchen, die nicht über 2500 Metern liegen, da in diesen Höhen der Sauerstoffgehalt der Luft – besonders bei sportlicher Belastung – für Mutter und Kind zu gering ist.

Skilanglauf ist als Ausdauersportart während der Schwangerschaft besonders geeignet. Lediglich der Doppelstockschub belastet die Bauchmuskulatur sehr und sollte deshalb vermieden werden.

## Rund ums Laufen

Alle Frauen, die schon vor Ihrer Schwangerschaft zwei bis dreimal pro Woche trainiert haben, müssen ihr Training nur geringfügig anpassen.

Prinzipiell gilt: Es ist alles erlaubt, was gut tut, und keine Beschwerden auftreten. Leistungen bis an die Belastungsgrenze sind allerdings zu meiden. Empfohlen werden Trainingseinheiten von bis zu 30–45 Minuten mit einer Pulsfrequenz von 130–140 Schlägen pro Minute.

Für Anfängerinnen empfiehlt sich der Einstieg über ein sogenanntes Intervalltraining im Bereich Nordic Walking (vgl. S. 23).

### Warm-up

Beginnen Sie ihr Training immer mit einem leichten Aufwärmprogramm, um Ihren Körper auf die bevorstehende Belastung vorzubereiten. Muskeln, Sehnen und Bänder sollten erwärmt sein. Laufen Sie ca. 10 Minuten mit einer geringeren Intensität und konzentrieren Sie sich auf eine ruhige und gleichmäßige Atmung.

### Kräftigungsübungen

Um Verletzungen zu vermeiden sind die auf S. 24 genannten Tipps zur Durchführung unbedingt zu beachten.

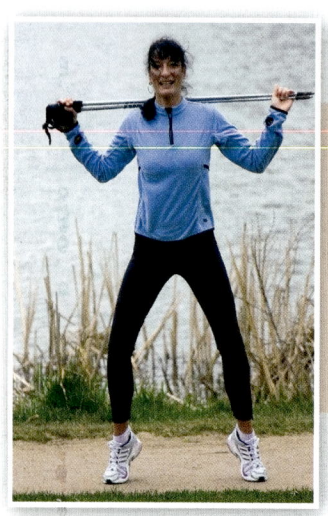

### Waden (Gastrocnemius); dynamisch

**Ausgangsposition**: Leichte Grätschstellung, Beine hüftbreit auseinander, Fußspitzen zeigen leicht nach außen, Knie sind leicht gebeugt. Stöcke auf den Schultern ablegen, Grundspannung in Bauch und Gesäß.

**Übungsdurchführung**: Fersen heben in den Ballenstand und langsam wieder abgesenken, Knie bleiben gebeugt.

**Beachten**: Der Oberkörper bleibt immer aufrecht.

## Hüftbeuger, Oberschenkel-vorderseite (Iliopsoas, Quadriceps); dynamisch

**Ausgangsposition**: Einbeinstand mit leicht gebeugtem Standbein, Stöcke vor dem Körper einstechen. Freies Bein ist im 90° Winkel angehoben. Grundspannung in Bauch und Gesäß.
**Übungsdurchführung**: Freies Bein fast bis zur vollständigen Streckung heben und langsam wieder beugen.
**Beachten**: Oberkörper bleibt aufrecht, Rundrücken vermeiden.

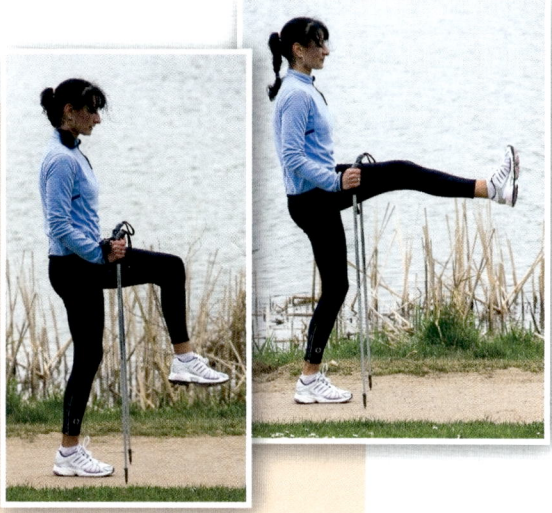

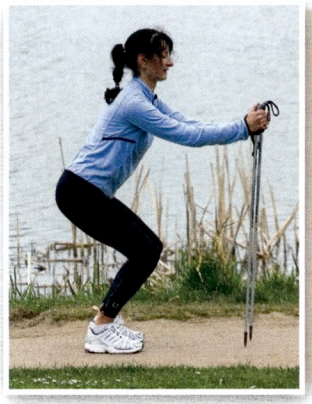

## Oberschenkelvorderseite, Gesäß (Quadriceps, Glutaen); dynamisch

**Ausgangsposition**: Hüftbreiter Stand, Beine parallel und im Knie leicht gebeugt, Zehenballenstand (Fersen leicht vom Boden abgehoben), Stöcke vor dem Körper einstechen. Grundspannung in Bauch und Gesäß.
**Übungsdurchführung**: Gesäß langsam nach hinten absetzen, als würde man sich auf einen Stuhl setzen und wieder aufstehen.
**Beachten**: Rücken bleibt gerade, Knie zeigen leicht nach außen und bleiben möglichst hinter den Fußspitzen.

## Gesäß, Oberschenkelrückseite (Glutaen, Ischiokrurale Muskulatur); dynamisch

**Ausgangsposition**: Einbeinstand mit leicht gebeugtem Standbein, Stöcke vor dem Körper einstechen. Oberkörper ist leicht nach vorne geneigt, Rücken bleibt jedoch gerade. Grundspannung in Bauch und Gesäß.
**Übungsdurchführung**: Freies Bein nach hinten heben und senken, Knie bleibt immer gebeugt (den Winkel nicht verändern)
**Beachten**: Bein nur so weit nach hinten abheben, dass Rücken und Oberschenkel eine gerade Linie bilden. Nicht ins Hohlkreuz fallen.

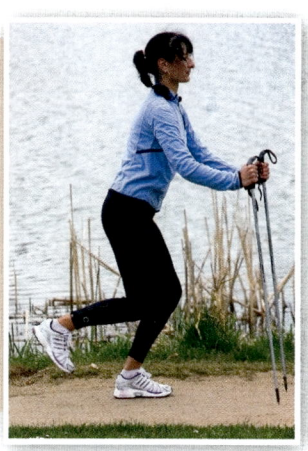

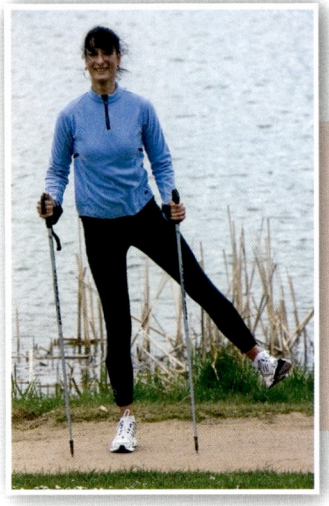

### Oberschenkelaußenseite, Gesäß (Abduktoren, Glutaen); dynamisch

**Ausgangsposition**: Einbeinstand mit leicht gebeugtem Standbein, Stöcke vor dem Körper einstechen. Grundspannung in Bauch und Gesäß.
**Übungsdurchführung**: Freies Bein gestreckt zur Seite abspreizen und wieder senken, Zehenspitzen anziehen.
**Beachten**: Oberkörper bleibt gerade.

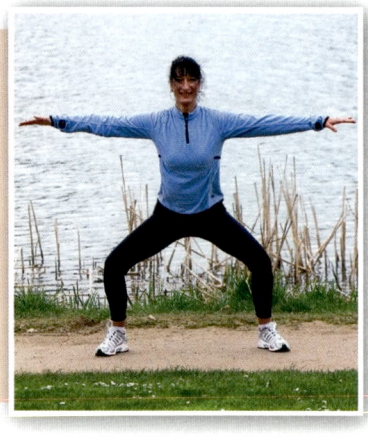

### Oberschenkelinnenseite, Gesäß (Adduktoren, Glutaen); dynamisch

**Ausgangsposition**: Weite Grätschstellung, Fußspitzen zeigen leicht nach außen, Knie sind leicht gebeugt, Oberkörper aufrecht. Grundspannung in Bauch und Gesäß.
**Übungsdurchführung**: Bei der Einatmung langsam tief gehen, bei der Ausatmung wieder nach oben in die Ausgangsposition zurückkehren. Versuchen Sie, den Beckenboden während der Übung angespannt zu halten.
**Beachten**: Oberkörper bleibt aufrecht

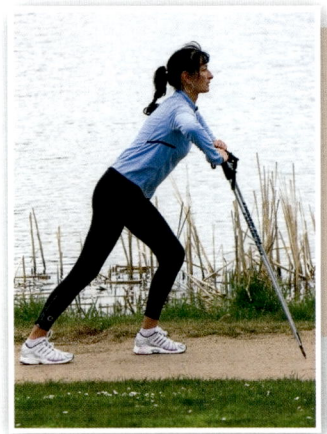

### Brustmuskulatur (Pectoralis); dynamisch

**Ausgangsposition**: Schrittstellung, Hände greifen von oben auf die Stöcke, Stöcke schulterbreit auseinander, weit vor dem Körper einstechen. Grundspannung in Bauch und Gesäß.
**Übungsdurchführung**: Arme langsam beugen, Ellenbogen wandern dabei nach außen. Beachten: Auf geraden Rücken achten. Kraft kommt aus dem Brustmuskel, nicht mit den Beinen nachhelfen.

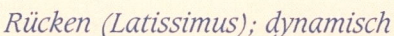

## Rücken (Latissimus); dynamisch

**Ausgangsposition**: Hüftbreiter Stand, Beine parallel und im Knie leicht gebeugt oder große Schrittstellung (leichter), Stöcke waagerecht breit über dem Kopf greifen. Handflächen zeigen nach vorne. Grundspannung in Bauch und Gesäß.

**Übungsdurchführung**: Arme in den Nacken ziehen und wieder strecken, dabei Spannung in den Armen nach außen aufbauen (Hände ziehen ohne tatsächliche Bewegung auseinander).

**Beachten**: Gerader Rücken, kein Hohlkreuz, Ellenbogen zeigen immer nach außen.

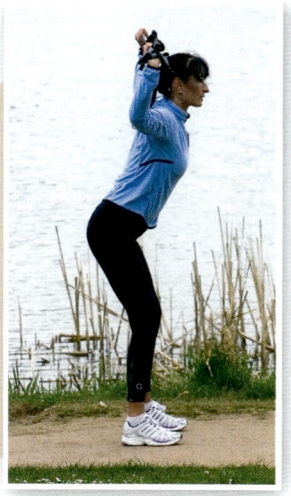

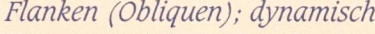

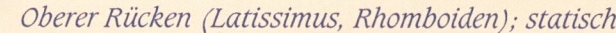

## Oberer Rücken (Latissimus, Rhomboiden); statisch

**Ausgangsposition**: Hüftbreiter Stand, Beine parallel und im Knie leicht gebeugt, Stöcke werden zusammen senkrecht vor dem Körper gehalten, Hände ca. 20 cm auseinander, Daumen zeigen nach oben, Ellenbogen leicht gebeugt, Oberkörper gerade, Grundspannung in Bauch und Gesäß.

**Übungsdurchführung**: Hände nach oben und unten auseinander ziehen, Spannung in den Armen aufbauen, ohne eine tatsächliche Bewegung auszuführen. Danach obere und untere Handstellung tauschen.

**Beachten**: Oberkörper aufrecht, kein Hohlkreuz, Schultern nach unten ziehen.

## Flanken (Obliquen); dynamisch

**Ausgangsposition**: Hüftbreiter Stand, Beine parallel und im Knie leicht gebeugt, Stöcke zusammen breit greifen und waagerecht über dem Kopf heben, Handflächen zeigen nach vorne, Grundspannung in Bauch und Gesäß.

**Übungsdurchführung**: Oberkörper langsam zur Seite neigen und wieder zurück. Beim Zurückgehen bremst die untere Hand die obere.

**Beachten**: Becken bleibt gerade, nicht nach vorne abkippen. Schulterblätter ziehen nach hinten unten.

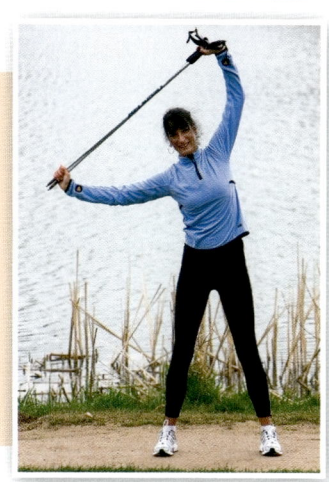

*Hauptteil*

Während des Hauptteils findet das eigentliche Lauftraining statt. Länge und Intensität sollten Sie abhängig vom Fitnessgrad, der Tagesform und Ihrem körperlichen Befinden festlegen und dementsprechend ca. 20–30 Minuten laufen.

Für die Nordic Walker folgen ein paar Übungen, die das Training abwechslungsreicher gestalten, die Koordinationsfähigkeit schulen und die Belastungsintensität beeinflussen. Achten Sie besonders darauf, dass die Belastung in einem adäquaten Bereich bleibt (s. Talk-Test und Pulsfrequenz, s. S. 16/17). Bauen Sie einfach nach Lust und Laune die eine oder andere Übung für ein paar Minuten in Ihr Training ein.

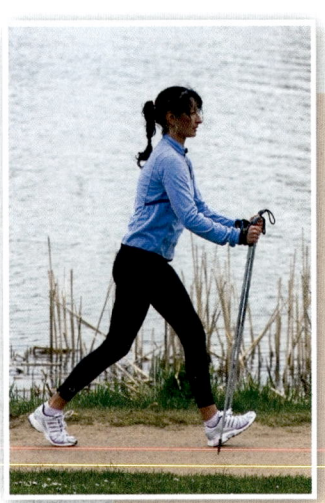

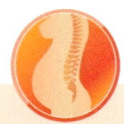

### Der Doppelstockeinsatz

**Übungsdurchführung**: Zusammen mit dem Abdruck des hinteren Beines werden beide Stöcke parallel weit nach vorne geführt. Stöcke einstechen und mit den Armen kraftvoll nach hinten abdrücken, sodass Sie den meisten Vortrieb tatsächlich durch den Armabdruck erreichen.

Der Stockeinsatz ist variabel mit einem Dreier- oder Viererrhythmus der Beine kombinierbar. In beiden Fällen wird auf 1 der Stockeinsatz und gleichzeitig der erste Schritt durchgeführt. Bei einem Dreierrhythmus folgen zwei weitere Schritte bis wieder ein Stockeinsatz erfolgt (Walzerrhythmus). Beispiel: Stockeinsatz mit rechtem Bein, folgt linkes Bein, rechtes Bein und dann der Stockeinsatz zusammen mit dem linken Bein.

Bei einem Viererrhythmus folgten nach dem Stockeinsatz mit dem ersten Schritt drei weitere Schritte.

**Info**: Durch den Doppelstockeinsatz kann man die Kräftigung des Arm- und Rumpfeinsatzes intensivieren. Frauen, die häufig unter Verspannungen im Schulter-Nacken- und Rückenbereich leiden, können diese Technik durchführen, um die Muskulatur zu lockern und zu kräftigen.

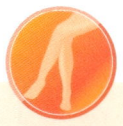

## Rolltraben mit Stöcken

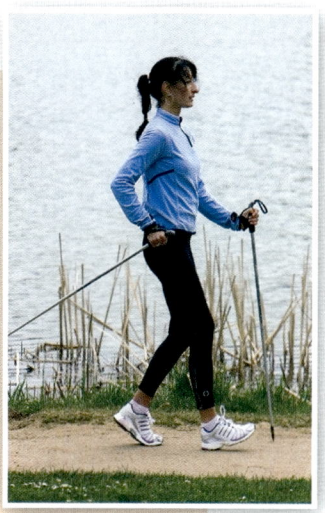

**Übungsdurchführung**: Die Schrittlänge ist bei dieser Übung extrem kurz. Der Fuß wird ganz bewusst mit der Ferse aufgesetzt und über die gesamte Fußlänge bis hin zum Großzehenballen abgerollt. Die Bewegung gleicht einer Stempelbewegung, bei der Sie versuchen, das Profil Ihres Turnschuhes in den Boden zu drücken. Das Knie des vorderen Beines ist auch beim Aufsetzen immer etwas gebeugt. Die Arme werden in gegengleicher Bewegung, d.h. rechtes Bein, linker Arm und umgekehrt mitgeführt.

**Beachten**: Die Übung selbst ist weniger durch ein hohes Tempo gekennzeichnet, vielmehr sollen die Bewegungen langsam und bewusst durchgeführt werden.

**Info**: Charakteristisch für das Rolltraben ist der intensive Einsatz von Fuß- und Wadenmuskulatur. Besonders Frauen, die unter Venenproblemen und Wasserablagerungen in den Beinen leiden, können sich diese Technik zu Nutze machen.

## Variationen der Schrittlänge und des Tempos

Zwischendurch können Sie die Schrittlänge verändern und so das Training ein wenig auflockern. Variieren Sie zwischen langen, sehr kraftvollen Schritten und schnellen kurzen. Setzen Sie sich kleine Markierungen am Rand, z.B.: Bis zu dem Baum erhöhe ich mal das Tempo, danach kommt eine kleine aktive Erholungsphase, etc. Das Training wird so nie langweilig und Sie haben immer mal zwischendurch kleine Erfolgserlebnisse.

### Abschluss des Trainings

Das sogenannte Cool-down hat ebenso wie das Warm-up physiologische und psychologische Effekte und sollte deshalb den Abschluss eines jeden Trainings bilden.

Auf der physiologischen Ebene dient das Trainingsende der Regeneration. Die hohe Stoffwechselrate der Muskulatur wird gesenkt und die Lockerung der zuvor belasteten Muskulatur dient dem verbesserten Abtransport von Stoffwechselprodukten. Dem Herz-Kreislauf-System wird durch das Cool-down eine Anpassung an die geringer werdende Belastung ermöglicht.

Auf der psychologischen Ebene sollen Sie durch das Cool-down von einem Level höherer Anstrengung allmählich in einen entspannten Zustand überführt werden. Reduzieren Sie dafür das Tempo zum Ende für ca. fünf Minuten, bevor Sie stehenbleiben.
Auch wenn seit Jahren Uneinigkeit über die Effektivität eines Dehn- bzw. Stretchtrainings herrscht, sollen hier einige Übungen vorgestellt werden. Die Übungen sollen nicht ausschließlich der Verbesserung der Beweglichkeit dienen, sondern können zudem die Entspannung von Körper und Psyche fördern. Alternativ kann man auch ein reines Entspannungsverfahren (s. S. 57) anwenden. Wird nach dem Training gedehnt, sollte man dabei ausgesprochen vorsichtig vorgehen.

*Dehnübungen*
Um Verletzungen zu vermeiden sind die auf S. 25 genannten Tipps zur Durchführung unbedingt zu beachten.

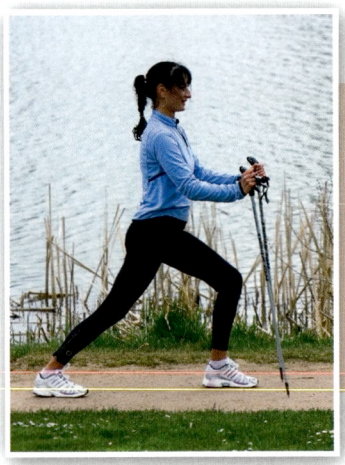

### Langer Wadenmuskel (Gastrocnemius)
**Dehnposition**: Ausfallschritt, beide Fußspitzen zeigen nach vorne, vorderes Bein ist leicht gebeugt, Stöcke werden vor dem vorderen Bein in den Boden gesteckt, das hintere Bein ist vollständig gestreckt, Fersen werden in den Boden gedrückt. Das vordere Bein soweit beugen, bis ein leichter Zug in der Wadenmuskulatur des hinteren Beines spürbar wird.
**Beachten**: Oberkörper aufrichten.

### Oberschenkelrückseite (Ischiokrurale Muskulatur)
**Dehnposition**: Hüftbreiter Stand, Beine parallel und im Knie leicht gebeugt, Stöcke weit vor dem Körper einstechen, mit den Händen an den Stöcken hinabwandern und den Oberkörper dabei gerade nach vorne neigen
**Beachten**: Schultern zurück, Rücken ganz gerade lassen.

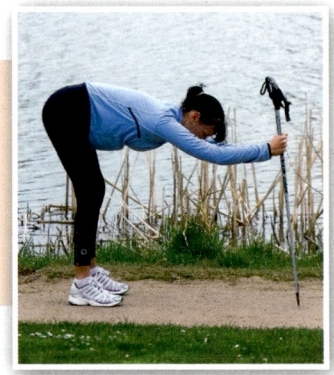

## Oberschenkelvorderseite (Quadrizeps)

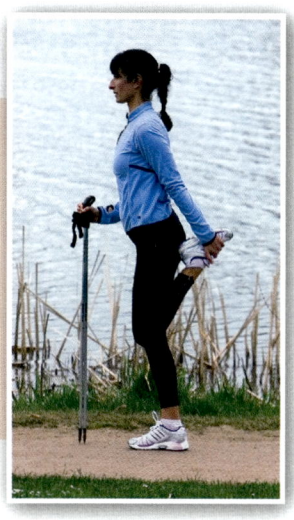

**Dehnposition**: Einbeinstand, Standbein leicht gebeugt, beide Stöcke auf der gleichen Seite für die Balance in den Boden stecken (rechts ist Standbein, rechte Hand hält Stöcke), freie Hand (linke Hand) fasst den gleichseitigen Fuß oberhalb des Sprunggelenks und zieht den Fuß vorsichtig Richtung Gesäß. Danach Seite wechseln.

**Beachten**: Aufrechter Oberkörper, Knie bleiben parallel zueinander, Hüfte schiebt nach vorne.

## Beininnenseite (Adduktoren)

**Dehnposition**: Weite Grätschstellung, Fußspitzen zeigen nach vorne, Stöcke vor dem Körper einstechen, Gewicht auf ein Bein verlagern, bis ein leichter Muskelzug auf der Beininnenseite des anderen Beines zu spüren ist.

**Beachten**: Aufrechte Oberkörperposition, keine Rotation im Becken.

## Oberschenkelaußenseite, Flanken (Abduktoren, Latissimus)

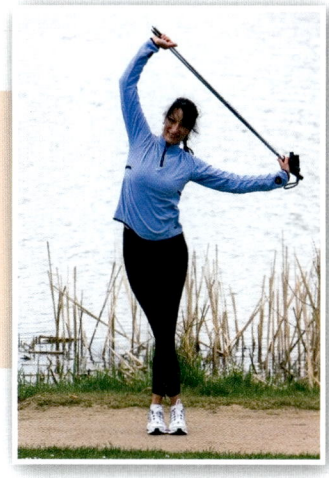

**Dehnposition**: Beine überkreuzen, Knie leicht gebeugt, Stöcke zusammen breit greifen und über den Kopf heben, Oberkörper zur Seite neigen. Danach Seite wechseln.

**Beachten**: Keine Rotation im Becken. Oberkörper bleibt aufrecht.

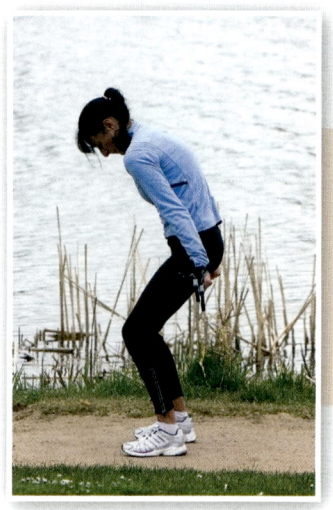

### Oberer Rücken (Rhomboiden, Trapezius)

**Dehnposition**: Hüftbreiter Stand, Beine parallel und im Knie leicht gebeugt, Stöcke zusammen breit greifen und waagerecht hinter dem Körper auf Höhe des Gesäßes halten, Daumen zeigen nach außen. Das Kinn Richtung Brustbein senken, Schultern nach vorne Rollen, oberen Rücken einrollen.

**Beachten**: Unterer Rücken bleibt gerade.

### Hals- und Schultergürtel (Trapezius, Levator)

**Dehnposition**: Hüftbreiter Stand, Beine parallel und im Knie leicht gebeugt, Stöcke zusammen breit greifen und waagerecht hinter dem Körper unter das Gesäß klemmen, Daumen zeigen nach außen, Schultern ziehen abwärts. Das Kinn Richtung Brustbein senken, Kopf zur Seite neigen, als wollten Sie das Ohr auf der Schulter ablegen. Danach Seite wechseln.

**Beachten**: Aufrechter Oberkörper, Kein Hohlkreuz.

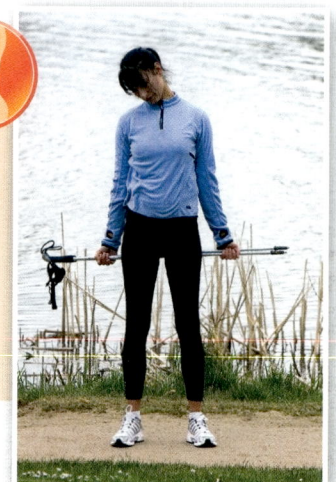

## Atemübung

**Ausgangsposition**: Beine parallel, etwa hüftbreit auseinander aufgestellt. Die Knie sind leicht gebeugt. Eine Hand wird auf dem Brustkorb abgelegt und die andere auf der Bauchnabelgegend.
**Übungsdurchführung**: Versuchen Sie nun ganz bewusst mit der Einatmung abwechselnd die Brusthand und das nächste Mal die Bauchhand zu bewegen. Die Einatmung erfolgt über die Nase, die Ausatmung über den Mund.

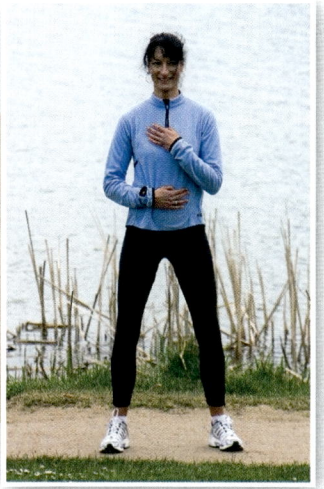

## Progressive Muskelrelaxation der Schultern

**Ausgangsposition**: Beine parallel, etwa hüftbreit auseinander aufgestellt. Die Knie sind leicht gebeugt. Die Arme hängen ganz entspannt herunter, die Hände sind locker geöffnet.
**Übungsdurchführung**: Atmen Sie zunächst tief ein und kräftig wieder aus, um Spannungen zu lösen. Konzentrieren Sie sich jetzt auf Ihren Schulterbereich.
**Anspannung**: Schultern kräftig hochziehen, halten, anspannen.
**Entspannung**: Schultern fallen lassen, Spannung entweicht, entspannen.
**Anspannung**: Schultern nach hinten ziehen, halten, anspannen.
**Entspannung**: Schultern in die Normalposition zurückführen, Spannung entweicht, entspannen.
**Anspannung**: Schultern nach vorne ziehen, halten, anspannen.
**Entspannung**: Schultern in die Normalposition zurückführen, Spannung entweicht, entspannen.
Am Ende die Schultern und Arme lockern und der Entspannung „nachfühlen".
Wer möchte kann auch die Abschlussentspannung und Meditation aus dem Yoga-Kapitel durchführen.
**Info**: Diese Übung kann auf jede Region des Körpers angewandt werden. Hier wird die Übung für den Schulterbereich vorgestellt, da man sie problemlos im Stehen direkt nach dem Training durchführen kann. Basis der progressiven Muskelrelaxation ist das Erleben eines entspannten Zustandes bestimmter Körperregionen nach vorangegangener Anspannung.

## Schwangerschaftsgymnastik

*Warm-up*
Gehen Sie 5 Minuten zügig auf der Stelle und lassen Sie die Arme dabei locker gegengleich mitschwingen (alternativ können Sie auch zu Ihrem Lieblingssong wild tanzen).

*Ausgangsposition* für die meisten Übungen ist der aufrechte Stand:
• Füße hüftbreit auseinander aufgestellt
• Knie leicht gebeugt
• Sitzbeinhöcker ziehen nach unten Richtung Oberschenkel
• Beckenboden ist angespannt
• Brustkorb aufrichten
• Brustbein nach vorne oben schieben
• Schultern nach hinten unten sinken lassen
• Nacken lang ziehen, indem sich das Kinn in Richtung Halskuhle ausrichtet

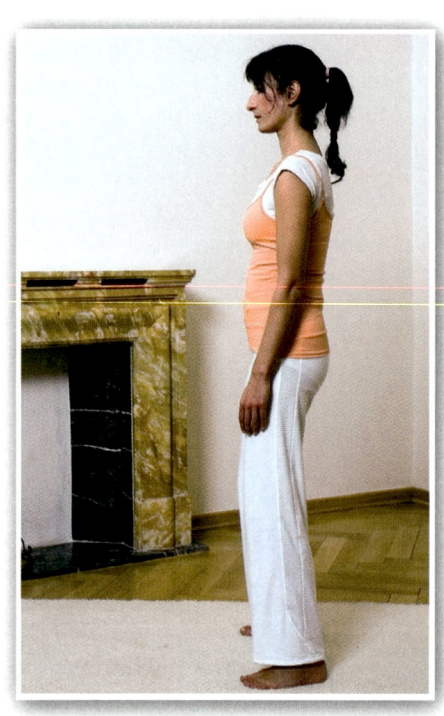

Der aufrechte Stand muss in der Schwangerschaft manchmal etwas „geübt" werden. Viele Schwangere verfallen automatisch in eine Hohlkreuzposition, da der anwachsende Bauch die Lendenwirbelsäule nach vorne zieht und somit häufige Ursache für Rückenbeschwerden ist.

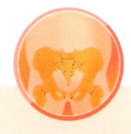

## Babywiege
### (Becken und Rücken)

**Ausgangsposition**: aufrechter Stand
**Übungsdurchführung**: Bewegen Sie Ihr Becken in runden, fließenden Bewegungen langsam von einer Seite zur anderen. Geben Sie während der Bewegung in den Knien nach. Wenn Sie das Becken nach links bewegen, verlagern Sie das Gewicht auf das linke Bein und heben das rechte ein wenig an, so dass es kein Gewicht trägt. Bewegen Sie für 2–3 Minuten Ihr Becken so leicht hin und her.

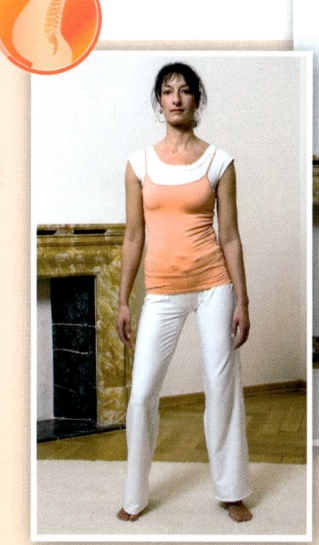
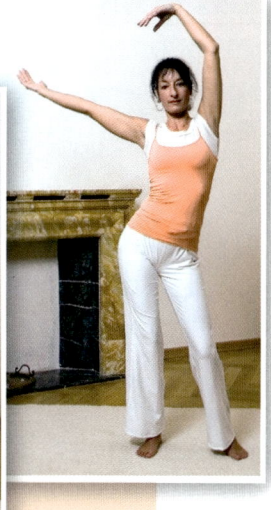

**Variante 1**
**Ausgangsposition**: aufrechter Stand
**Übungsdurchführung**: Schieben Sie Ihr Becken nun nach vorne und lassen es dann sanft wieder in die Ausgangsposition zurückschwingen.
Bewegen Sie Ihr Becken 2–3 Minuten vor und zurück

**Variante 2**
**Ausgangsposition**: aufrechter Stand
**Übungsdurchführung**: Beschreiben Sie nun mit dem Becken einen Kreis, kreisen Sie für 2–3 Minuten Ihr Becken und wechseln Sie zwischendurch die Richtung. Nehmen Sie nun die Arme dazu, indem Sie Ihre Arme über den Kopf nehmen und zu den Beckenbewegungen schwingen lassen, als wären es Äste im Wind.

## Räkeln und Schütteln

**Ausgangsposition**: aufrechter Stand
**Übungsdurchführung**: Schütteln Sie nun Ihren Körper in alle Richtungen aus, strecken und räkeln Sie sich, dehnen Sie sich nach oben. Nehmen Sie nun beide Arme in Schulterhöhe nach vorne und schließen und öffnen Sie ihre Hände zu Fäusten, beginnen Sie dabei Ihre Arme langsam in Schulterhöhe zur Seite zu führen und führen Sie Ihre Hände dann wieder vorne zusammen.

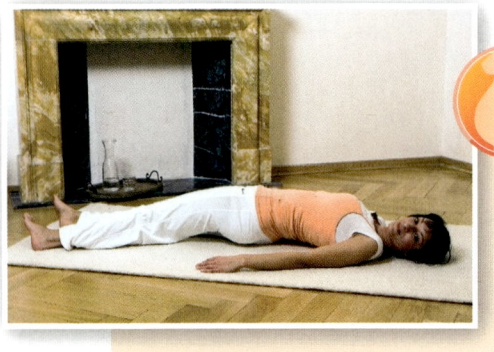

### Räkeln auf dem Boden (Rücken)

**Ausgangsposition**: Legen Sie sich auf den Boden auf eine Decke oder Matte.

**Übungsdurchführung**: bewegen Sie die Wirbelsäule und winden Sie sich wie eine Schlange. Jetzt räkeln Sie sich ohne Hilfe Ihrer Arme und Beine nur aus der Kraft Ihrer Wirbelsäulenmuskulatur zu einen Seite ohne Schwung und nur soweit, wie es Ihnen angenehm ist. Räkeln Sie sich zurück auf den Rücken und beginnen Sie, sich zu der anderen Seite zu räkeln. Bewegen Sie sich so für 3 Minuten und genießen Sie die Bewegung.

## Übungsreihe erstes Trimester:

Im ersten Trimester bestehen kaum Einschränkungen hinsichtlich gymnastischer Übungen, da der Körper nach außen hin noch wenig Veränderungen zeigt.

Wir haben in dieser Übungsreihe den Schwerpunkt auf streckende und dehnende Übungen im Brust- und Bauchbereich gelegt, da durch diese Übelkeitsgefühle und Erbrechen gemildert werden können. Ein weiterer Schwerpunkt liegt auf der Kreislaufanregung und -stabilisierung, um Müdigkeit und Schwindel abzufangen.

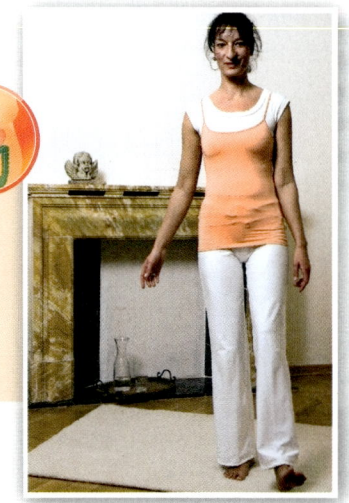

### Balance im Stand
### (Kreislaufanregend, gegen Übelkeit)

**Ausgangsposition**: hüftbreiter Stand

**Übungsdurchführung**: Das linke Bein anheben und den Fuß nacheinander in beide Richtungen langsam kreisen. Seitenwechsel, 5–8 mal wiederholen

## Balance im Stand
### (Kreislaufanregend, Balance)

**Übungsdurchführung**: Das linke Bein anheben, beide Hände umfassen das Knie und ziehen den Oberschenkel Richtung Brust. Den linken Fuß langsam in beide Richtungen kreisen lassen. 3–5 Atemzüge halten, den Fuß kurz abstellen und dann nach hinten führen, mit der linken Hand über das Sprunggelenk greifen, das Schambein zum Nabel ziehen und den Beckenboden anspannen. Über 3–5 Atemzüge halten. Fuß abstellen und den Stand lockern,Seitenwechsel 5–8 mal wiederholen.

**Beachten**: Das Standbein ist leicht gebeugt, das Becken nach vorne ausgerichtet, der Beckenboden ist angespannt, das Brustbein ist nach vorne angehoben und die Schultern ziehen nach hinten unten.

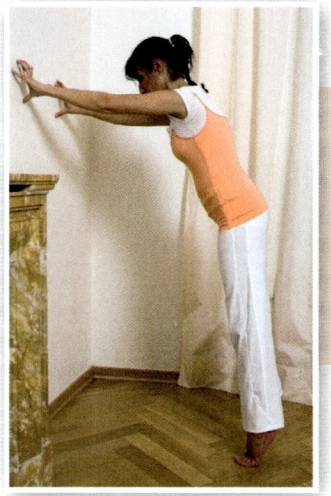

## Kreislaufanregung an der Wand

**Ausgangsposition**: hüftbreiter Stand, ca. 40 cm Abstand zur Wand

**Übungsdurchführung**: das Gesicht zur Wand gerichtet nach vorne beugen, die Fingerspitzen stützen leicht an der Wand ab. Beide Fersen anheben, auf die Zehenspitzen stellen und wieder senken. 20 Wiederholungen.

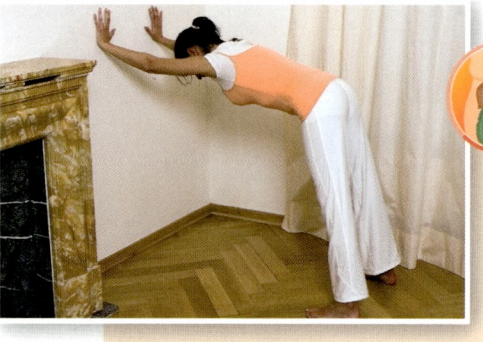

### Öffnung im Brustkorb an der Wand

**Ausgangsposition**: hüftbreiter Stand, ca. 1 m Abstand zu einer Wand

**Übungsdurchführung**: aus einer leichten Vorbeuge die Arme gestreckt an die Wand stützen, Finger zeigen nach oben. Den Beckenboden anspannen, das Becken nach vorne ausgerichtet halten, das Brustbein nach unten sinken lassen, der Kopf hängt entspannt nach vorne. Beide Fersen ziehen Richtung Boden. Sitzbeinhöcker in den Oberschenkel hinein verlängern. 8–10 Atemzüge halten.

Kopf langsam heben, den Oberkörper langsam aufrichten, einen Schritt zur Wand machen und die Hände lösen.

### Variante

**Ausgangsposition**: den Rücken zur Wand drehen, die Füße ca. 40 cm von der Wand entfernt, hüftbreiter Stand.

**Übungsdurchführung**: Knie beugen und den Rücken mit der Wand in Kontakt bringen. Das Becken langsam vor und zurück bewegen, so dass der Rücken von der Hohlkreuzstellung ganz an der Wand anliegt. 8–10 Wiederholungen.

Dann den Rücken noch etwas sinken lassen, indem die Knie weiter gebeugt werden, beide Arme an der Wand entlang senkrecht nach oben strecken und dabei den gesamten Rücken an der Wand halten. Dehnung für 3–4 Atemzüge halten.

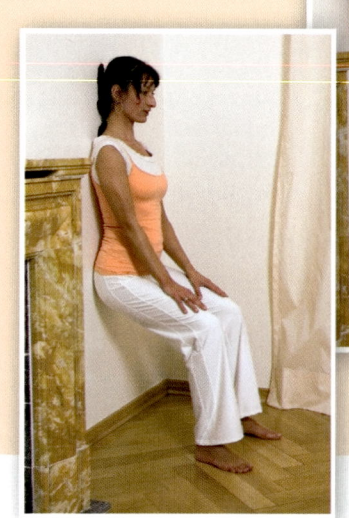

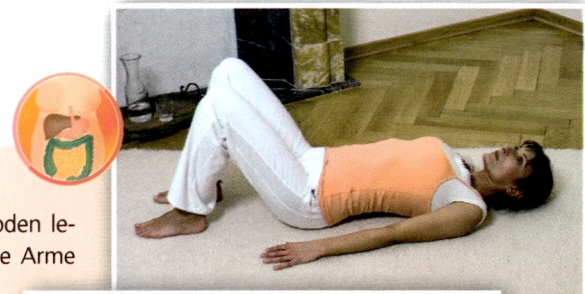

### Schulterbrücke

**Ausgangsposition**: in Rückenlage auf den Boden legen, Füße hüftbreit auseinander aufstellen, die Arme liegen neben dem Körper, Kinn ist leicht zur Brust gerichtet.

**Übungsdurchführung**: Mit dem Einatmen in eine leichte Hohlkreuzstellung gehen, mit dem Ausatmen das Schambein zum Nabel ziehen, den Beckenboden anspannen und den Rücken auf die Unterlage führen. Mit dem Einatmen erneut in die Hohlkreuzposition gehen. 5–8 Wiederholungen.

#### Variante

**Übungsdurchführung**: In der Einatmung Wirbel für Wirbel bis in eine Brücke zur Schulter hin aufrollen, dabei Bauch und Beckenboden anspannen. Einige Atemzüge halten. Mit der Ausatmung Becken wieder Wirbel für Wirbel langsam absenken, bis der Rücken wieder ganz auf der Unterlage liegt. 5–8 Wiederholungen.

## Dehnübungen zum Abschluss

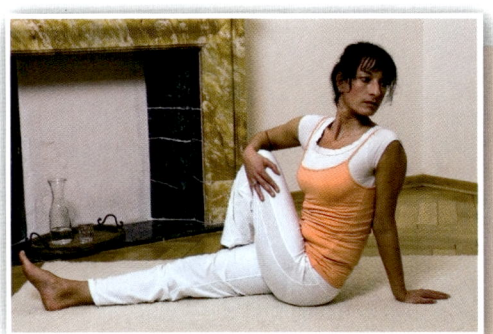

### Rumpfdehnung

**Ausgangsposition**: Setzen Sie sich mit ausgestreckten Beinen auf den Boden, der Oberkörper ist aufgerichtet, die Wirbelsäule lang.

**Übungsdurchführung**: Stellen Sie den linken Fuß neben das gestreckte rechte Bein an die Oberschenkelaußenseite. Stützen Sie den linken Arm bei gerade bleibendem Rücken nach hinten ab, ziehen Sie mit der rechten Hand das linke Knie weiter nach rechts und blicken Sie über die linke Schulter nach hinten. Richten Sie Ihr Brustbein nochmals auf, atmen Sie tief ein, beim Ausatmen drehen Sie noch ein bisschen weiter. Seitenwechsel.

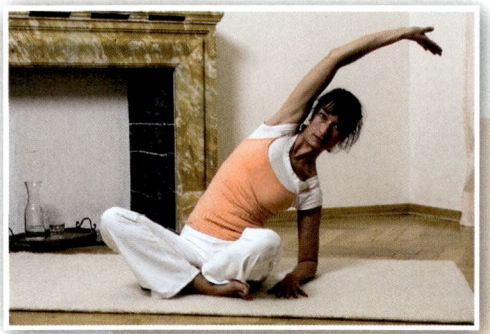

### Seitlicher Rumpf und Arme

**Ausgangsposition**: Schneidersitz
**Übungsdurchführung**: Stützen Sie sich mit der linken Hand am Boden ab und legen Sie den linken Unterarm am Boden ab. Den Oberkörper aus der aufrechten Position nach links beugen und den rechten Arm über dem Kopf nach links ziehen, die Handinnenflächen zeigen nach oben. Seitenwechsel.
**Beachten**: Beide Gesäßhälften bleiben am Boden.

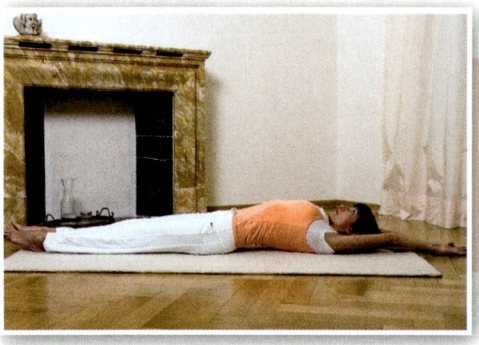

### Rücken, Gesäß und Beine

**Ausgangsposition**: Setzen Sie sich mit gegrätschten, gestreckten Beinen auf den Boden, die Wirbelsäule ist aufgerichtet, der Kopf in Verlängerung der Wirbelsäule.
**Übungsdurchführung**: Ziehen Sie das Brustbein so weit wie angenehm in Richtung Boden, indem Sie sich mit dem Oberkörper nach vorne beugen. Die Arme sind gestreckt und die Handflächen stützen den Oberkörper indem sie auf dem Boden liegen.

### Bauch und Gesäß

**Ausgangsposition**: Rückenlage
**Übungsdurchführung**: Strecken Sie die Arme weit über den Kopf, die Füße ziehen nach unten, als wollten Sie ins Unendliche wachsen.

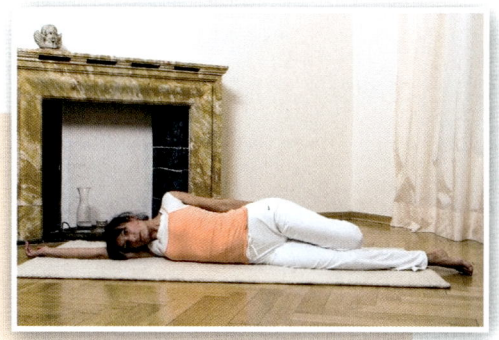

## vordere Oberschenkel

**Ausgangsposition**: gestreckte Seitlage
**Übungsdurchführung**: greifen Sie mit der linken Hand den linken Fuß oberhalb des Sprunggelenks und ziehen diesen zum Gesäß.
**Beachten**: die Knie bleiben übereinander, achten Sie darauf, kein Hohlkreuz entstehen zu lassen.

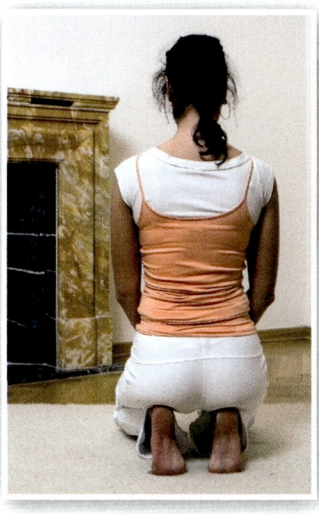

## Fußsohlen und Zehen

**Ausgangsposition**: setzen Sie sich mit dem Po auf die Füße.
**Übungsdurchführung**: Dehnen Sie so für einige Zeit die Fußsohlen und Zehen.

Führen Sie bitte das Dehnübungsprogramm nach der jeweiligen Übungsreihe durch!

## Aquafitness

Eine Trainingseinheit sollte ca. 30–45 min. umfassen, abhängig von dem Fitnessgrad der werdenden Mutter.

*Warm-up (ca. 8 min.)*
- Beginnen Sie mit dem Gehen. Atmen Sie ruhig und tief in den Bauch hinein. Die Arme werden im 90° Winkel parallel zum Körper geführt. Erspüren Sie den Wasserwiderstand, gegen den Ihr Körper „angehen" muss.
- Erhöhen Sie langsam das Tempo und achten Sie auf die Veränderung des Wasserwiderstandes.
- Gehen Sie weiter und winkeln Sie die Arme nach außen ab. Spielen Sie mit den unterschiedlichen Handstellungen zwischen Schneiden und Fächern oder nehmen Sie ein Hilfsmittel (z.B. Frisbeescheibe) um den Widerstand zu erhöhen.

*Hauptteil (ca. 20 min)*
Wiederholungen der folgenden Übungen ca. 10–20 mal.

*Kräftigungsübungen*
Um Verletzungen zu vermeiden sind die auf S. 24 genannten Tipps zur Durchführung unbedingt zu beachten.

### Kräftigung der Arm- und Schultermuskulatur
**Ausgangsposition**: Schrittstellung, Knie sind leicht gebeugt. Hände bilden kleine Schaufeln, Handflächen zeigen immer zur Bewegungsrichtung. Grundspannung in Bauch und Gesäß.
**Übungsdurchführung**: Arme gestreckt knapp unter der Wasseroberfläche horizontal zusammen- und auseinanderführen.
**Beachten**: Hohlkreuz vermeiden.

### Kräftigung der Arm- und Schultermuskulatur

**Ausgangsposition**: Beine sind parallel, etwa hüftbreit auseinander, Knie leicht gebeugt. Hände bilden kleine Schaufeln, Handflächen zeigen immer zur Bewegungsrichtung. Grundspannung in Bauch und Gesäß.

**Übungsdurchführung**: Arme hängen seitlich vom Körper und schwingen vor und zurück, zunächst parallel, dann gegengleich.

**Beachten**: Schultern tief lassen.

### Kräftigung der Arm-Schulter- und Rückenmuskulatur (Trapezius) mit Schwimmbrett oder Aquanudel

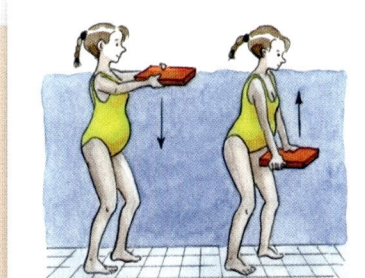

**Ausgangsposition**: Beine sind parallel, etwa hüftbreit auseinander, Knie leicht gebeugt. Das Brett liegt vor dem Körper flach auf dem Wasser. Arme greifen das Brett seitlich, Ellenbogen sind leicht gebeugt. Grundspannung in Bauch und Gesäß.

**Übungsdurchführung**: Arme drücken das Brett unter Wasser und ziehen es aktiv schnell wieder an die Wasseroberfläche zurück.

**Beachten**: Hohlkreuz vermeiden, beim Runterdrücken ausatmen.

### Kräftigung der Arm-Schulter- und Rückenmuskulatur (Trapezius) mit Schwimmbrett oder Aqua-Nudel

**Ausgangsposition**: Beine sind parallel, etwa hüftbreit auseinander, Knie leicht gebeugt. Das Brett senkrecht, mindestens zur Hälfte, vor dem Körper im Wasser halten. Arme greifen das Brett seitlich, Ellenbogen sind leicht gebeugt. Grundspannung in Bauch und Gesäß.

**Übungsdurchführung**: Durch das Strecken und Beugen der Arme kräftig das Wasser vor- und zurückschieben.

**Beachten**: Hohlkreuz vermeiden.

#### Variante

Übung kann auch mit Aqua-Nudel durchgeführt werden. Aqua-Nudel breit greifen und unter Wasser vor- und zurückschieben.

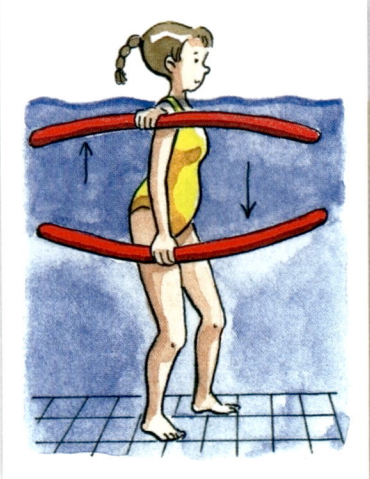

### Kräftigung der Arm-Schultermuskulatur mit Aqua-Nudel

**Ausgangsposition**: Beine sind parallel, etwa hüftbreit auseinander, Knie leicht gebeugt. Die Aqua-Nudel wird mit gestrecktem Arm zur Seite gehalten. Grundspannung in Bauch und Gesäß.

**Übungsdurchführung**: Gestreckten Arm zum Oberschenkel ziehen und wieder zurück.

**Beachten**: Hohlkreuz vermeiden, beim Runterdrücken ausatmen.

**Variante**: Auch ein kleiner aufgeblasener Luftballon kann als Hilfsmittel eingesetzt werden.

### Kräftigung der Beinmuskulatur (Iliopsoas, Quadriceps) mit Aqua-Nudel oder Schwimmbrett

**Ausgangsposition**: aufrechter Stand, ein Bein steht auf der Aqua-Nudel, bzw. dem Schwimmbrett. Das andere Bein ist als Standbein leicht gebeugt. Arme können zur Balance an der Wasseroberfläche Sculling Drills ausführen. Hierbei führt man „Scheibenwischerbewegungen" auf der Wasseroberfläche aus.

**Übungsdurchführung**: Die Aqua-Nudel oder das Schwimmbrett mit dem Fuß zum Beckenboden drücken und wieder auftreiben lassen.

### Kräftigung der Beinmuskulatur (Quadrizeps, Ischiokrurale Muskulatur, Glutaen)

**Ausgangsposition**: Seitwärts zum Beckenrand stehen, beckenrandnaher Arm an Überlaufrinne festhalten, beckenrandnahes Bein als Standbein leicht gebeugt.

**Übungsdurchführung**: beckenrandfernes Bein gestreckt zügig vor- und zurückschwingen. Fußspitze ist angezogen.

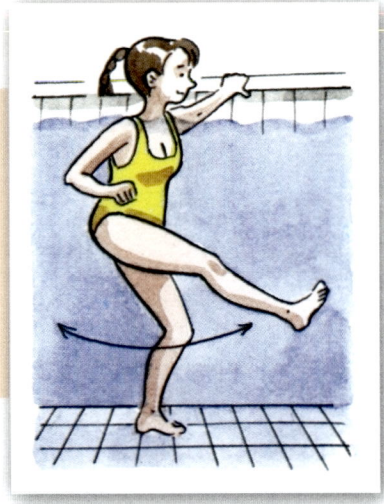

### Kräftigung der Beinmuskulatur (Abduktoren, Adduktoren)

**Ausgangsposition**: Seitwärts zum Beckenrand stehen, beckenrandnaher Arm an Überlaufrinne festhalten, beckenrandnahes Bein als Standbein leicht gebeugt.
**Übungsdurchführung**: Beckenrandfernes Bein gestreckt zur Seite abspreizen und wieder ranziehen. Fußspitze ist angezogen.

#### Variation
Beckenrandfernes Bein gestreckt zur Seite abspreizen, Fußspitze strecken und kleine Kreise mit dem Bein zeichnen.

*Cool-down (ca. 10–15 min)*

### Joggen auf der Stelle, dazu wechselnde Armbewegungen

*Dehn- und Beweglichkeitsübungen*

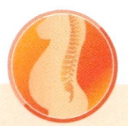

### Rumpfmuskulatur, Wirbelsäule

**Ausgangsposition**: Beine sind parallel, etwa hüftbreit auseinander, Knie leicht gebeugt. Arme liegen auf der Wasseroberfläche in Seithalte gestreckt. Handinnenflächen sind in Bewegungsrichtung geöffnet.
**Übungsdurchführung**: Oberkörper nach rechts und links verwringen.

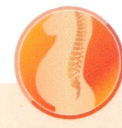

## Rumpfmuskulatur, Wirbelsäule

**Ausgangsposition**: Mit dem Rücken zum Beckenrand, Arme halten sich am Beckenrand oder der Überlaufrinne fest. Beine sind parallel, etwa hüftbreit auseinander, Knie leicht gebeugt.

**Übungsdurchführung**: Hüfte wird durch Beuge- und Streckbewegungen vor und zurück geschoben.

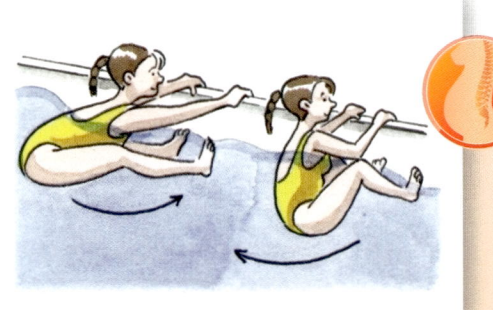

## Dehnung Rücken und Rückseite der Beine (Ischiokrurale Muskulatur)

**Ausgangsposition**: Mit dem Gesicht zum Rand stehen, Hände halten sich am Beckenrand oder der Überlaufrinne fest. Die Beine sind angehockt, die Füße stützen sich mit der ganzen Sohle an der Wand ab.

**Übungsdurchführung**: Die Beine strecken, Spannung halten und langsam wieder lösen. Wiederholen.

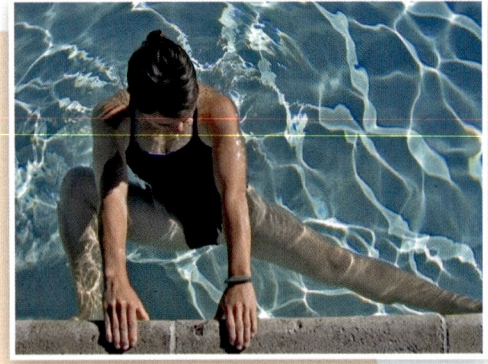

## Dehnung der Beininnenseite (Adduktoren) und des Beckens

**Ausgangsposition**: Mit dem Gesicht zum Rand stehen, Hände halten sich am Beckenrand oder der Überlaufrinne fest. Ein Bein ist angehockt, das andere zur Seite gestreckt, die Füße stützen sich mit der ganzen Sohle an der Wand ab.

**Übungsdurchführung**: Wechselseitig rechtes Knie beugen, linkes Bein strecken, Spannung kurz halten. Seitenwechsel.

### Variation

Wird das Becken zusätzlich zur Wand gedrückt, verstärkt man die Dehnung der Beckenbodenmuskulatur.

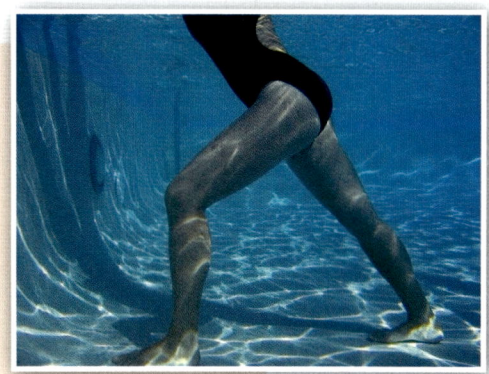

*Dehnung der Waden (Gastrocnemius)*

**Ausgangsposition**: Mit dem Gesicht zum Rand stehen, Hände halten sich am Beckenrand oder der Überlaufrinne fest. Beine in Schrittstellung. Vorderes Bein ist leicht gebeugt, hinteres ist gestreckt. Beide Füße sind vollständig am Boden.

**Übungsausführung**: Vorderes Bein weiter beugen, bis eine Muskeldehnung in der Wade des hinteren Beins zu spüren ist. Becken dabei leicht nach vorne schieben.

*Entspannungsübungen*
s. S. 34/35

*Ausklang (ca. 3 min):*
Um nicht frierend aus dem Wasser zu steigen, empfiehlt es sich vor dem Verlassen des Beckens den Kreislauf nochmals zu aktivieren, ohne sich zu sehr anzustrengen. Hierfür eignen sich alle Bewegungsformen im Wasser. Ob Sie nun einfach noch ein paar Bahnen schwimmen oder die zuvor beschriebenen Basisbewegungen durchführen, bleibt Ihnen überlassen.

*Yoga*

*Ankommen*

**Hilfsmittel**: Kissen oder Decke
**Ausgangsposition**: Totenstellung (Shavasana)

- Rückenlage
- Kinn ganz leicht zur Brust gezogen, um Streckung in der Halswirbelsäule zu gewährleisten.

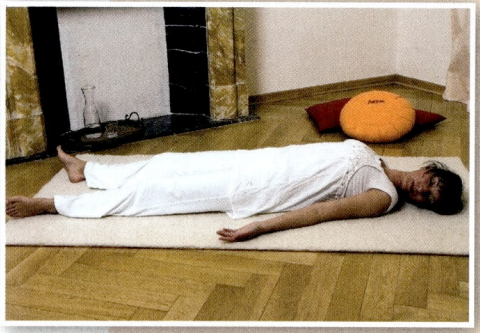

- Arme gestreckt neben dem Körper mit etwas Luft in den Achselhöhen. Handflächen zeigen nach oben.
- Beine liegen leicht geöffnet, Fußspitzen fallen entspannt nach außen.
- Wenn Sie nicht gut auf dem Rücken liegen können, legen Sie ein Kissen oder eine zusammengerollte Decke unter die Knie und Unterschenkel
- Wenn Sie leicht frieren, legen Sie sich eine Decke über.

**Übungsdurchführung**: Versuchen Sie in der Entspannungsphase zu Beginn Ihrer Yoga-Einheit folgenden Gedankenspaziergang, indem Sie vorher folgenden Text lesen, ihn sich selbst im Geiste vorlesen und sich bewusst machen oder vorlesen lassen:

*„Nimm eine möglichst bequeme Stellung ein, in der Du etwa 10–15 Minuten bequem liegen kannst. [...] Schließe nun die Augen. [...] Gehe in Gedanken zurück zu dem Moment, als Du heute Morgen aufgestanden bist und gehe in Gedanken durch den Tag: [...] Was hast Du alles getan und erlebt? [...] Wen hast Du heute getroffen oder gesprochen? [...] Was ist alles passiert, bis Du schließlich hier angekommen bist? [...] Gehe Schritt für Schritt noch mal die Ereignisse des Tages durch, bis Du Dich selber hier ankommen siehst. [...] Verabschiede Dich nun von den Erlebnissen des Tages, lass diese Gedanken los und komme im Hier und Jetzt an.*
*Konzentriere Dich nun auf Deinen Körper. Wie fühlt Dein Körper sich jetzt in diesem Moment an? Wo spürst Du, dass dein Körper auf der Matte aufliegt? An den Füßen?*

Den Oberschenkeln? Dem Gesäß? Den Schulterblättern? Dem Kopf? Ist Dein Körper oder sind Teile Deines Körpers warm oder kalt? Fühlt Dein Körper sich entspannt an oder gibt es Verspannungen? Wenn ja, welche Körperteile sind angespannt? Wie fühlt sich Dein Bauch an? Schau Dir die Empfindungen Deines Körpers einfach an, ohne sie zu bewerten. Vielleicht spürst Du auch Schmerzen? Betrachte auch den Schmerz, ohne ihn zu bewerten und nimm ihn einfach nur wahr."

In späteren Abschnitten der Schwangerschaft: „Nun konzentriere Dich auf Dein Baby: Kannst Du es spüren? Bewegt es sich? Ist Dein Baby gerade unruhig oder ganz still, aktiv oder schläft es? [...] Verbinde Dich ganz mit Deinem Baby und spüre es in Dir, aber bewerte seine Ruhe oder Aktivität nicht, sondern nimm einfach nur wahr.

Verabschiede Dich nun von der körperlichen Ebene und richte Deine Aufmerksamkeit auf Deine Gedanken. Welche Gedanken kommen Dir in den Kopf? [...] Schau sie Dir genau an, aber halte sie nicht fest, sondern lasse sie vor Deinem inneren Auge vorbei ziehen, wie die Wolken am Himmel. Und bewerte die Gedanken, die aufkommen, nicht. Schau sie Dir nur von allen Seiten an und lass sie dann gehen. [...] Nun lass alle Gedanken für den Rest dieser Übungseinheit los. Sie sind nun für eine Stunde nicht mehr wichtig. [...] Wenn dennoch neue Gedanken aufkommen, halte sie nicht fest, sondern lass sie ziehen. [...]

Verlasse nun auch die Ebene der Gedanken und wende Dich Deinen Gefühlen zu. Wie fühlst Du Dich jetzt in diesem Augenblick? Bist Du eher bedrückt oder froh? Bist Du eher in betrübter Stimmung oder optimistischer Verfassung? Fühlst Du Dich ausgelassen und leicht oder schwer und traurig? Wie fühlst Du Dich? Schau Dir Deine Emotionen genau an, ohne sie zu bewerten. Sie sind weder gut noch schlecht, sondern sie sind einfach da. [...]

Verabschiede Dich nun auch von Deinen Gefühlen und lenke deine Konzentration auf Deinen Atem. Fühle, wie sich bei jedem Einatmen Deine Bauchdecke hebt und bei jedem Ausatmen senkt. Stell Dir nun vor, dass Du mit jedem Ausatmen all das abgibst, was Du nicht mehr brauchst, was Dich belastet oder Dich traurig macht. Atme nun noch dreimal ganz bewusst tief aus und gib mit jedem Ausatmen alles ab, was Du nicht mehr möchtest und brauchst. Atme nun wieder ganz normal und lenke die Aufmerksamkeit auf die Einatmung. Stell Dir vor, dass Du und Dein Baby mit jedem Einatmen neue Kraft und Energie aufnehmen. Mit jedem Einatmen nehmt Ihr alles auf, was Ihr braucht. Atme nun ganz bewusst dreimal tief ein und stell Dir vor, wie Du mit jedem Einatmen das aufnimmst, was gut für Euch ist. Bleibe nun noch kurz liegen und spüre nach."

### Die Eingangsmeditation

**Hilfsmittel:** Kissen, Stuhl
**Ausgangsposition:** einfacher Sitz

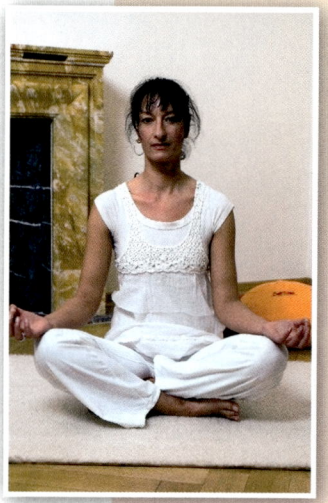

Aufrechte, dennoch bequeme Sitzposition.
Sie können die Position erleichtern, indem Sie
- ein Kissen unter das Gesäß legen oder
- sich an eine Wand anlehnen oder
- einen Stuhl nutzen

**Übungsdurchführung:** Versuchen Sie in der Eingangsmeditation einige Minuten lang folgenden Gedankenspaziergang, indem Sie vorher folgenden Text lesen, ihn sich selbst im Geiste vorlesen und sich bewusst machen oder sich vorlesen lassen:

*„Schließe die Augen und konzentriere Dich ganz auf Deinen Atem. Deine Konzentration liegt ganz auf der Einatmung und Ausatmung. Lenke die Aufmerksamkeit dazu auf den Punkt unterhalb deiner Nasenlöcher und spüre, wie beim Einatmen kalte Luft einströmt und beim Ausatmen warme Luft ausströmt. [...] Wenn Gedanken aufkommen, schicke sie weg und kehre mit Deiner Aufmerksamkeit zum Atem und zu dem Punkt unter Deinen Nasenlöchern zurück. [...] Atme nun noch einmal tief ein und aus und entspanne die Haltung."*

### Aufwärmen: Sonnengruß (Suryanamaskar)

Info: Der sogenannte Sonnengruß ist eine Folge von 12 Yogastellungen, die im Fluss hintereinander durchgeführt werden. Dieser Übungsfolge werden viele positive Wirkungen auf die körperliche wie auch geistige und spirituelle Ebene zugeschrieben: Sie wirkt belebend und energetisierend, harmonisiert den Geist, verhilft zu Selbstvertrauen. Vor allem erwärmt sie den Körper, da alle Muskeln des Körpers einbezogen sind und die Wirbelsäule bzw. die Rumpfmuskulatur durch abwechselnde Vor- und Rückbeugen aufgewärmt und gedehnt wird.

Der Sonnengruß wird standardmäßig in einer Yogasitzung vor Ausübung der Asanas absolviert, um den Körper geschmeidig zu machen. Er ist jedoch eine abgeschlossene Einheit, die auch einzeln, beispielsweise am Morgen, geübt werden kann.

Die Übungen werden von Geübten mit der Atmung koordiniert und entsprechend schnell ausgeführt. Wichtiger ist jedoch gerade am Anfang, die Übungen langsam und behutsam auszuüben. Bleiben Sie deshalb so lange in jeder Stellung, wie Sie sich in ihr wohl fühlen und atmen Sie einige Male in jeder Stellung, bevor Sie langsam in die nächste Stellung übergehen.

Übungsdurchführung: Im ersten Trimester der Schwangerschaft können Sie den „normalen" Sonnengruß ausführen, jedoch wird auf starkes Rückbeugen sowie das Anhalten des Atems verzichtet.

1. **Ausatmen**: Aufrechter Stand mit geschlossenen Füßen, das Gewicht gleichmäßig auf den Füßen verteilt. Die Handflächen sind in Brusthöhe gegeneinander gelegt, berühren den Körper jedoch nicht.
2. **Einatmen**: Die Arme werden über vorne nach oben geführt. Die Schultern bleiben entspannt, die Schulterblätter ziehen leicht nach hinten unten. Hohlkreuzstellung und starke Rückbeuge vermeiden. Der Blick geht nach oben zur Sonne, das Brustbein ist angehoben.
3. **Ausatmen**: Oberkörper im weiten Bogen nach vorne beugen, Hände neben die Füße, Knie gegebenenfalls leicht beugen. Nacken lang, Kopf entspannt hängen lassen.
4. **Einatmen**: Das rechte Bein geht nach hinten, die Hände werden auf dem Boden in Höhe des linken Fußes aufgesetzt oder stützen wahlweise auf dem linken Knie ab. Der Blick geht nach oben zu Sonne.

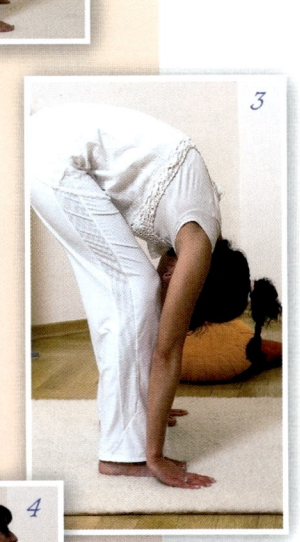

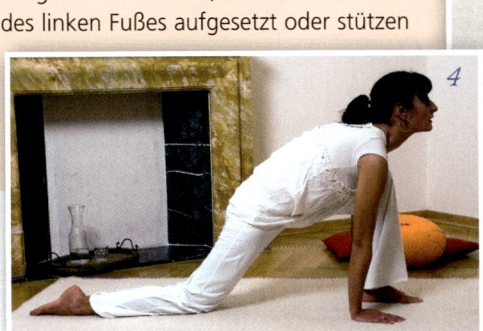

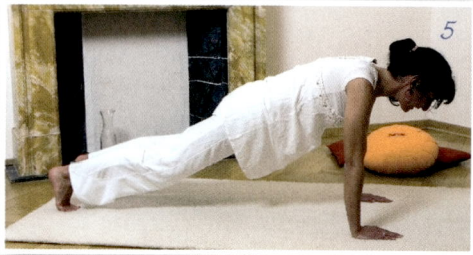

5. **Ausatmen und Einatmen**: Nun auch das linke Bein nach hinten geben und in die Planke kommen.
6. **Ausatmen**: Knie, Brust und Stirn auf den Boden legen.
7. **Einatmen**: Brustkorb und Brust soweit es angenehm ist heben in die Stellung der Kobra, Gesäß angespannt. Blick geht nach oben.

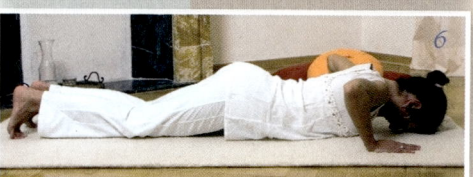

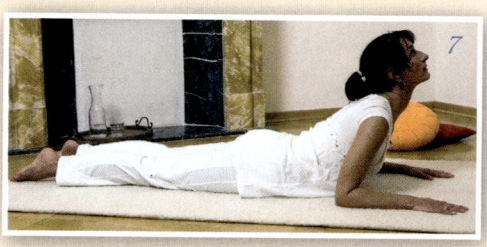

8. **Ausatmen**: Das Becken wieder anheben, Fersen in den Boden drücken und in die Stellung des Hundes kommen.

9. **Einatmen**: Den rechten Fuß nach vorne zwischen die Hände setzen. Dabei eventuell mit den Händen auf dem rechten Knie abstützen. Der Blick geht nach oben zur Sonne (vgl. Position 4).

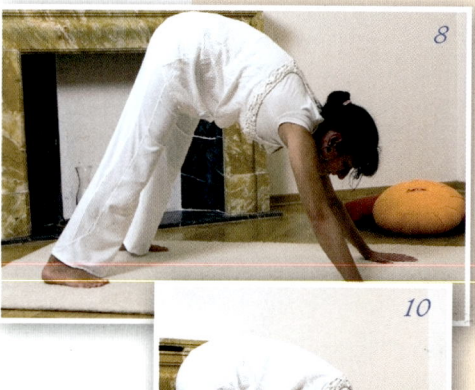

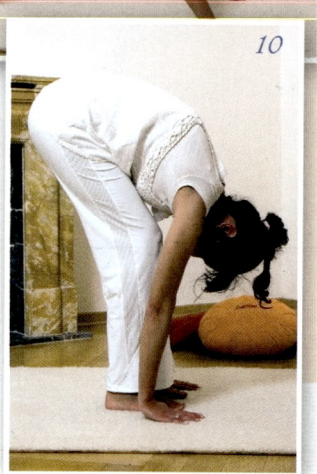

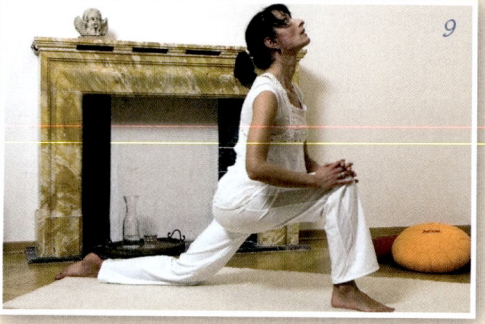

10. **Ausatmen**: beide Beine nach vorne geben und strecken, der Oberkörper ist nach vorne gebeugt und die Hände stützen neben den Füßen, der Nacken ist lang.

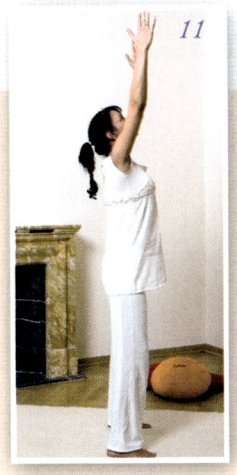

11. **Einatmen**: Arme über vorn nach oben heben, Schulterblätter ziehen nach hinten unten. Der Blick geht nach oben zur Sonne (vgl. Position 2).
12. **Ausatmen**: Arme senken und den Blick nach vorne richten.

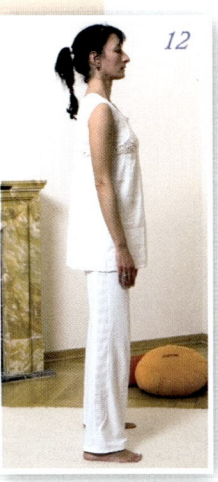

Nun wird der Ablauf wiederholt, jedoch geht jetzt das linke Bein nach hinten. Nachdem der Zyklus mit dem anderen Bein wiederholt wurde ist eine „Runde" zu Ende.
6–8 langsame Runden, wenn Sie genug haben und sich warm fühlen, legen Sie sich auf den Rücken in die Entspannungsposition (Totenstellung) und spüren nach.

*Pranayama*

### Die Wechselatmung (Anuloma Viloma)

**Ausgangsposition**: Nehmen Sie eine entspannte Sitzhaltung ein (einfacher Sitz, eventuell den Rücken an einer Wand abstützen) und schließen Sie die Augen.
**Übungsdurchführung**: Beugen Sie den Zeige- und Mittelfinger der rechten Hand und legen Sie sie an den Daumenballen oder zwischen die Augenbrauen. Verschließen Sie mit dem Daumen das rechte Nasenloch. Atmen Sie links entspannt ein. Verschließen Sie dann mit dem Ringfinger das linke Nasenloch, lassen den Daumen los und atmen lange rechts aus. Dann auf derselben Seite, also rechts, einatmen, links Ausatmen usw. Mehrmals wiederholen.
**Info**: Die Wechselatmung, eine zentrale Übung im Yoga, gilt als belebend für den ganzen Körper und wird deshalb auch für den Morgen nach dem Aufstehen empfohlen. Außerdem soll die Wechselatmung eine ausgleichende Wirkung auf Stimmung und Psyche haben und helfen, sich intuitiv und instinktiv zu verhalten – Aspekte, die bei der Geburt von großer Bedeutung sind.

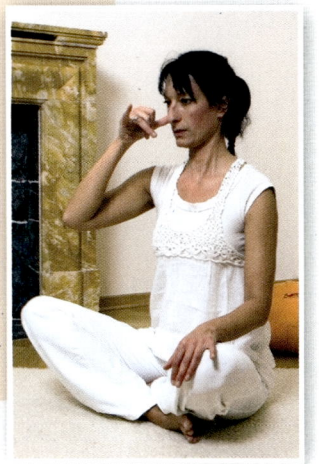

*Die Asanas*

Die folgende Übungsfolge orientiert sich an der sogenannten Rishikesh-Reihe nach dem indischen Yoga-Meister Swami Sivananda, der in Rishikesh gelebt und gelehrt hat. Die Übungsfolge ist hier aber in einer Form abgewandelt, in der sie besonders für Schwangere geeignet und unterstützend ist. Begonnen wird mit einigen hinführenden Übungen, bevor zu den eigentlichen Asanas übergegangen wird.

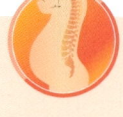

### Vorbereitende Asanas

**Ausgangsposition**: Aufrechter Stand

Im Stand wird das Gewicht gleichmäßig auf Groß- und Kleinzehenballen sowie auf die Ferse verteilt. Die Wirbelsäule ist aufgerichtet, die Schultern sind entspannt und ziehen leicht nach hinten unten, das Brustbein ist angehoben, das Kinn leicht zur Brust geneigt. Das Becken wird unter Aktivierung der Beckenbodenmuskulatur leicht nach vorne gekippt, kommt damit mehr unter den Bauch und hilft somit vermehrt, das Gewicht des Bauchs zu tragen. Versuchen Sie, das Gefühl zu bekommen, den Bauch wie ein Ei im Eierbecher zu tragen.

**Übungsdurchführung**: Im Stand die Schultern hochziehen zu den Ohren: 5–10 Sekunden halten und wieder lösen. 3-mal wiederholen.

Ebenfalls im Stand die Schulterblätter nach hinten unten ziehen: 5–10 Sekunden halten und wieder lösen. 3-mal wiederholen.

Ebenfalls im Stand wird die Nackenmuskulatur bewegt, indem der Kopf abwechselnd nach rechts und links geneigt wird: mit dem Einatmen rechtes Ohr zur rechten Schulter mit dem Ausatmen zurück in die Ausgangsposition. Mit dem nächsten Einatmen linkes Ohr zur linken Schulter. Danach wird der Kopf mit der Ausatmung nach vorne und mit der Einatmung zurück in die Ausgangsposition geneigt.

**Info**: Eine bewusste Aufrichtung im Stand ist die Grundlage für alle Yogastellungen – auch die im Vierfüßlerstand oder im Sitzen.

Die leichte Beckenkippung gleicht die in der Schwangerschaft entstehende leichte Hohlkreuzhaltung aus, entlastet so die Lendenwirbelsäule und schützt deshalb vor Rückenschmerzen.

Das angehobene Brustbein vergrößert das Atemvolumen der Lunge, da diese bis in die oberen Lungenspitzen gefüllt werden können. Dies wirkt sich positiv auf die manchmal in der Schwangerschaft bestehende Atemnot aus.

### Stellung des Kindes (Garbhasana)

**Ausgangsposition**: Fersensitz

**Übungsdurchführung**: Die Knie nach außen öffnen und den Oberkörper nach vorne beugen. Der Rücken ist entspannt und rund, das Gesäß ruht auf den Fersen. Die Arme werden nach hinten neben dem Körper abgelegt und die Stirn ruht auf dem Boden. Wahlweise können die Armen auch nach vorne genommen werden, damit die Stirn auf den übereinander gelegten Händen ruhen kann. 30–60 Sekunden halten.

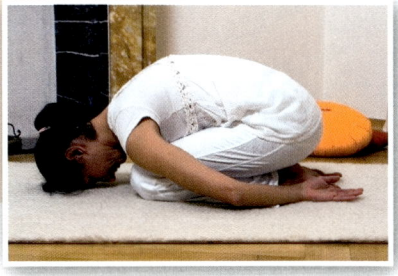

**Beachten**: Ellenbogen und Schultern ganz entspannen.

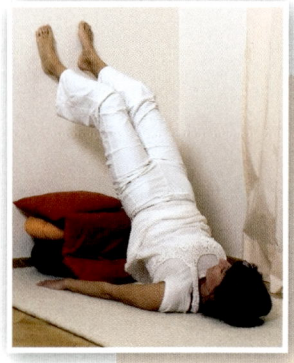

*Asanas*

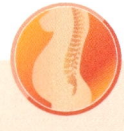 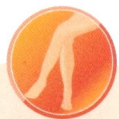

## Schulterstand (Sarvangasana)

**Hilfsmittel**: dickes Polster

**Ausgangsposition**: Für diese abgewandelte Variante legen Sie ein dickes Polster vor eine Wand. Sie liegen auf dem Rücken, so dass Kopf und Schultergürtel auf dem Boden aufliegen, der untere Rücken jedoch auf dem Polster stützt. Die Beine sind gebeugt, die Füße stehen an der Wand, die Arme liegen entspannt neben dem Körper.

**Übungsdurchführung**: Nun stemmen Sie die Füße in die Wand und bringen das Becken mit der Einatmung nach oben in die Schulterbrücke. Halten Sie die Stellung einige Atemzüge und lösen Sie dann mit der Ausatmung die Brücke langsam auf. Ziehen Sie die geöffneten Unterschenkel als Gegenbewegung weit in Richtung Brust und legen Sie die Unterschenkel dann zur Entspannung und zum Nachspüren auf das Polster.

**Info**: Diese Asana hat einen positiven Effekt auf die weiblichen Geschlechtsorgane, entlastet die Beine und die Beinvenen und hilft so bei Krampfadern oder beugt diesen vor. Nackenmuskulatur sowie die Halswirbelsäule werden gedehnt und eine aufrechte Haltung wird gefördert. Dies kann sich entlastend für die in der Schwangerschaft einsetzende Hohlkreuzhaltung auswirken. Der Schulterstand gilt wie alle Umkehrhaltungen als energieweckend. Auf der geistigen Ebene wird dem Schulterstand nachgesagt, er helfe eine neue Perspektive einzunehmen, die Sicht auf die Welt zu verändern und vermittle so ein Gefühl der

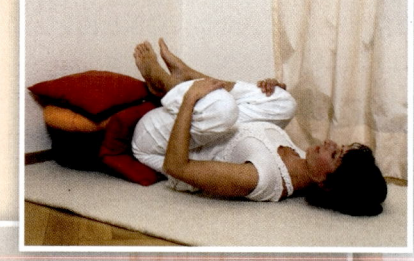

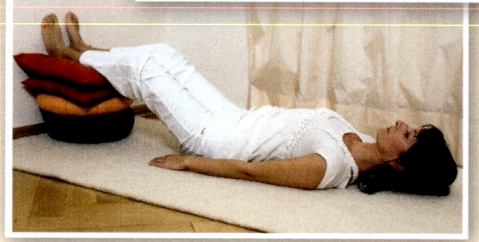

Ganzheitlichkeit und fördere die Fähigkeit, die eigene Person und sein Leben so anzunehmen, wie es ist.

## Pflug (Halasana)

**Ausgangsposition**: Der Pflug kann aus dem abgewandelten Schulterstand entwickelt werden, so dass eine fließende Aneinanderreihung der Übungen entsteht.

**Übungsdurchführung**: Aus dem abgewandelten Schulterstand führen Sie mit der Ausatmung erst das rechte, dann das linke Bein nach hinten und setzen die Beine nacheinander gestreckt, in einer weiten Grätschstellung hinter dem Kopf ab. Dabei können die Hände in den unteren Rücken genommen werden und so die Haltung unterstützen. Die Füße werden soweit wie möglich nach hinten geschoben. Einige Atemzüge halten, dann langsam die Beine nacheinander lösen und den Rücken zur Entspannung wieder auf dem Polster ablegen.

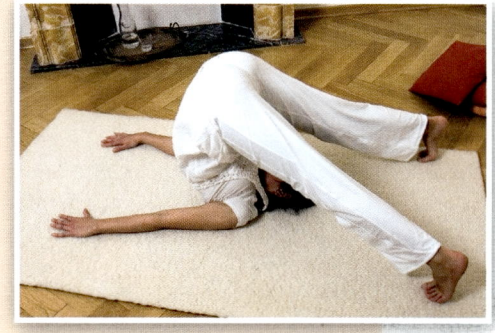

**Info**: Der Pflug ist eine Asana, die in ihrer klassischen Ausführung die Brust- und Halswirbelsäule mobilisiert und die rückwärtige Beinmuskulatur dehnt. Ebenso soll der Pflug einen positiven Effekt auf die Schilddrüse haben und außerdem die inneren Organe sanft massieren. Er gilt als eine Übung, die harmonisierend und ausgleichend wirkt und damit hilft, zu seiner inneren Mitte zu finden.

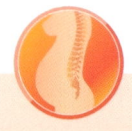

### Kopf zu Knie Stellung (Paschimothanasana)

**Ausgangsposition**: Aufrechter Sitz mit gestreckten Beinen und geradem Rücken. Die Beine sind leicht gegrätscht, damit der Bauch und das Baby genug Platz haben.

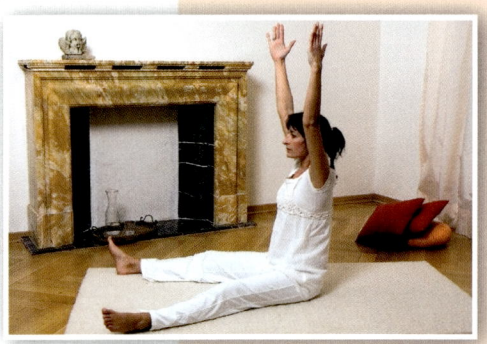

**Übungsdurchführung**: Mit dem Einatmen werden die Arme in die Überkopfhalte geführt, mit dem Ausatmen beugt der gesamte Oberkörper nach vorne. Ziel ist es, den Rumpf möglichst weit nach vorne zu bringen und nicht, den Kopf zu den Knien zu führen, da dies zu einer Krümmung der Wirbelsäule führen würde. Wer kann, versucht die Unterschenkel oder Füße zu fassen und in der Position bei ruhiger und tiefer Atmung einen Moment inne zu halten. Mit dem Einatmen kehrt man in die Ausgangsposition zurück.

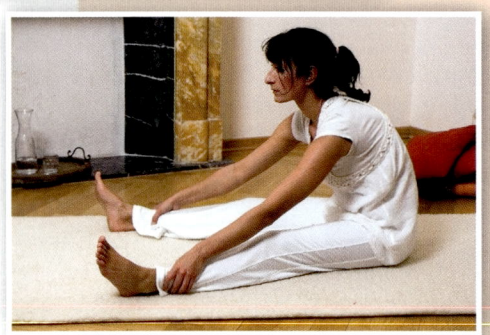

**Info**: Diese Stellung dehnt die Rückseite der Beine sowie den Beckenboden und mobilisiert die Wirbelsäule. Sie entlastet die Bandscheiben und lindert Verspannungen im Kreuzbeinbereich. Sie massiert die Bauchorgane und regt die Verdauungstätigkeit an. Letzteres ist auch im übertragenen Sinne zu verstehen: Sie soll helfen, Ereignisse zu verdauen, d.h. zu verarbeiten. Die Kopf zu Kniestellung mit geradem Rücken gilt neben dem Schulterstand als eine der energetisch wirkungsvollsten Übungen im Yoga und soll durch die Anregung des Nervensystems und der Chakren die Energien im Körper wieder fließen lassen. Auf der geistigen Ebene soll sie Geduld und Hingabe entwickeln helfen sowie die Fähigkeit loszulassen.

### Die Schildkröte (Kurmasana)

**Ausgangsposition**: Aufrechter Sitz, die aufgestellten Beine mehr als hüftbreit geöffnet.

**Übungsdurchführung**: Die Hände umfassen von innen nach außen die Beine und ruhen auf den Füßen, der gesamte Oberkörper sinkt schwer und entspannt nach vorne, der Kopf hängt ganz entspannt, der Rücken ist rund.

**Info**: Die Schildkröte ist eine Vorbeuge mit rundem Rücken. Die Gesäßmuskulatur sowie der gesamte Rückenbereich werden gedehnt, Verspannungen im Rücken sowie besonders

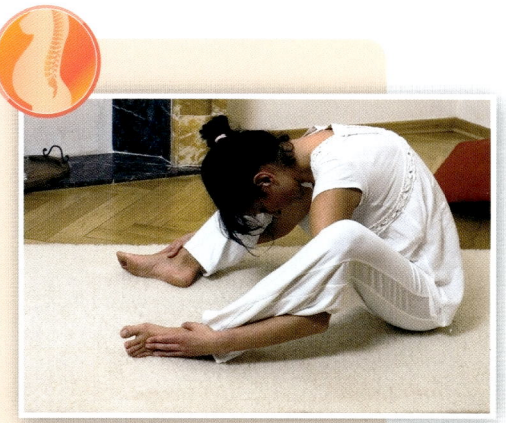

im Schulter- und Nackenbereich gelöst. Die Schildkröte steht für das sich Zurückziehen, hilft sowohl, die Konzentration zu erhöhen als auch Stress abzubauen und auszuschließen.

### Kobra (Bhujangasana)

**Ausgangsposition**: Bauchlage, Füße geschlossen, Hände stützen dicht neben den Schultern am Boden. Die Stirn ruht am Boden.

**Übungsdurchführung**: Mit dem Einatmen werden Schultergürtel und Kopf mit Un-

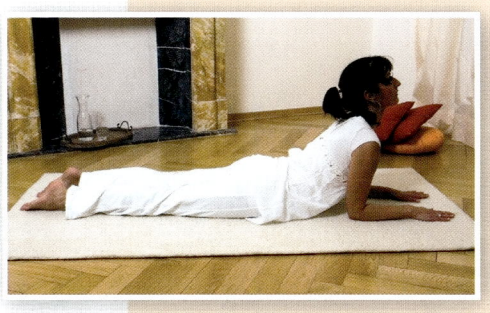

terstützung der Hände sanft angehoben, ohne den Rücken zu weit in die Rückwärtsbeuge zu zwingen. Bauch- und Gesäßmuskulatur sind angespannt, die Hüfte bleibt am Boden, die Ellenbogen dicht am Körper und der Blick geht nach oben. Die Rückbeuge findet nicht in der Lendenwirbelsäule, sondern nur in der Brustwirbelsäule statt. Die Stellung einige Atemzüge lang halten und mit dem Ausatmen lösen.

**Info**: Der Bauchraum wir in dieser Asana massiert und gedehnt, die Rumpfmuskulatur gekräftigt. Man sagt der Asana nach, sie helfe, Schwangerschaftsstreifen zu vermeiden. Die Lungenflügel werden geweitet und die Atmung somit erleichtert und vertieft.

Die Kobra aktiviert und bildet ein Gefühl der Befreiung aus, das Furcht verschwinden lässt und Mut und Selbstbewusstsein gibt. Die Stellung macht „weit ums Herz", stimuliert das Herzchakra und verstärkt die Bindung an das Baby und die Liebe zu ihm.

### Die Katze (Majariasana)

**Ausgangsposition**: Vierfüßlerstand, die Schultern genau über den Handgelenken, die Hüfte über den Knien. Kopf in Verlängerung der Wirbelsäule.

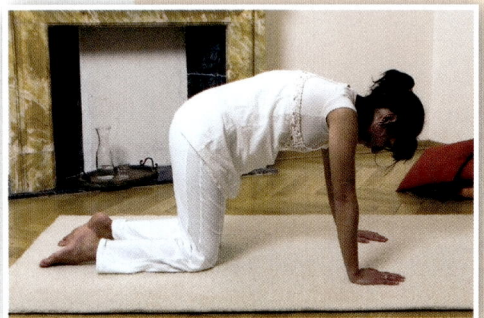

**Übungsdurchführung**: Mit der Einatmung den rechten Arm bis auf Schulterhöhe nach vorne strecken, das linke Bein bis auf Schulterhöhe nach hinten strecken. Einige Atemzüge halten und mit der nächsten Ausatmung die Stellung lösen.

**Info**: Die Katze ist eine wichtige Übung, die Sie durch die gesamte Schwangerschaft bis zur Geburt begleiten wird, da sie gleichermaßen eine Gebärposition darstellt. Die Katze bietet viel Bewegungsfreiraum und -möglichkeiten im Beckenbereich und mobilisiert diesen. Außerdem kräftigen Übungen in der Katzenposition den Rücken, da gegen die Schwerkraft gearbeitet wird und nicht zuletzt sagt man den Übungen nach, dass sie Schwangerschaftsstreifen vorbeugen.

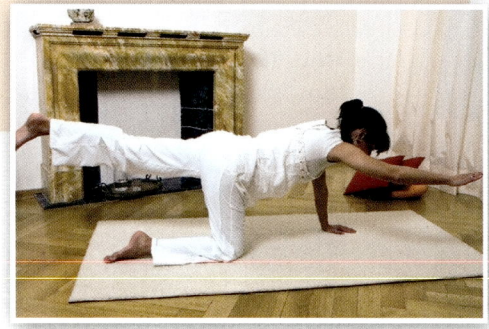

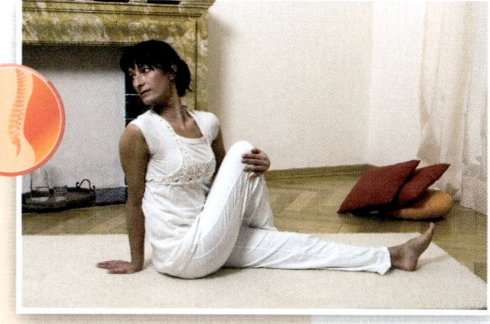

## Halber Drehsitz (Ardha Matsendrasana)

**Ausgangsposition**: Aufrechte Sitzposition, Beine gestreckt, das rechte Bein überschlagen und den rechten Fuß links neben das linke Knie stellen.

**Übungsdurchführung**: Der Oberkörper dreht sich
in Richtung des nun aufgestellten rechten Beins zur
rechten Seite, der Blick geht über die rechte Schulter nach hinten. Der linke Arm
kann das rechte Knie umfassen und sanft an den Körper heranziehen, so dass sich
die Dehnung in der Gesäßmuskulatur verstärkt.

**Beachten**: Beide Sitzbeinhöcker bleiben am Boden, die Drehung findet nur im Brust-
bereich statt, das Becken bleibt stabil. Der Kopf dreht mit. Die Position einige Atemzüge halten und lösen, dann die Seiten wechseln.

**Info**: Der halbe Drehsitz ist deshalb eine wichtige Übung, weil er die Wirbelsäule
seitlich dreht und in dieser Ebene mobilisiert. Darüber hinaus dehnt er die Gesäßmuskulatur und beugt so Ischiasbeschwerden vor.

Der Drehsitz gilt als lindernd bei Nervosität, stressabbauend und Energie spendend.
Dem Drehsitz wird nachgesagt, er vermittle die Fähigkeit, im inneren Gleichgewicht
zu bleiben, auch wenn die äußeren Gegebenheiten sich verändern und trage dazu
bei, sich seines inneren Wertes und seiner Würde bewusst zu sein, selbst wenn man
sich veränderten Bedingungen anpassen muss.

### Das Dreieck (Trikonasana)

**Ausgangsposition**: Beine weite Grätschstellung, rechter Fuß weist 90° nach außen, linker Fuß um 45° eingedreht. Rechter Arm in Schulterhöhe zur Seite gestreckt, linke Hand ruht entspannt seitlich auf dem Brustkorb.

**Übungsdurchführung**: Mit dem Ausatmen wird der Körper nach rechts gebeugt, der rechte Arm stützt auf dem Unterschenkel. Die Stellung einige Atemzüge lang halten.

Dann die linke Schulter nach hinten, die rechte Hüfte nach vorne führen und den linken Arm zur Decke strecken. Der Kopf bleibt in der Verlängerung der Wirbelsäule, der Blick geht nach oben zur linken Hand. Auch diese Haltung einige Atemzüge halten und mit dem Einatmen die Haltung lösen und zur anderen Seite wiederholen.

**Beachten**: Körper ist genau über die Seite gebeugt und weicht nicht nach vorne oder nach hinten ins Hohlkreuz aus.

**Info**: Das Dreieck hilft, die Lungenkapazität zu vergrößern und wirkt durch seine anregende Wirkung auf die Verdauung gegen Sodbrennen. Die Rumpfmuskulatur wird gedehnt und die Wirbelsäule in der Seitneige mobilisiert. Wie alle stehenden Haltungen kräftigt das

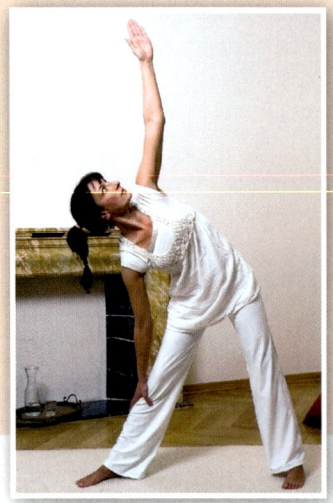

Dreieck die Bein- und Gesäßmuskulatur. Das ist wichtig, da eine kräftige Gesäßmuskulatur die leichte Hohlkreuzstellung in der Schwangerschaft besser ausgleichen kann und außerdem kraftvolle Bein- und Gesäßmuskeln später ermöglichen, aufrechte Gebärpositionen länger zu halten.

Dieser Asana wird harmonisierende Wirkung zugesprochen. Das Dreieck soll eine offene Haltung unterstützen, mit der es gelingt, die Welt aus einer neuen Perspektive zu betrachten und so offen zu werden für Neues.

### Der Krieger (Virabhadrasana)

**Ausgangsposition**: Weite Grätschstellung, den rechten Fuß um 90° zur Seite, den linken um 45° nach innen gedreht.

**Übungsdurchführung**: Beide Arme zur Seite strecken, das rechte Bein soweit beugen, bis der Oberschenkel parallel zum Boden ist. Das Knie ist über und nicht vor dem Fußgelenk des rechten Fußes. Den Kopf zur rechten Hand drehen und über den rechten Arm in den Raum schauen, die Hüfte dreht nicht mit. Die Haltung einige Atemzüge halten und mit dem Einatmen die Haltung lösen und zur linken Seite wiederholen.

**Info**: Die Position des Kriegers kräftigt die Bein- und Schultermuskulatur und verleiht Stärke.

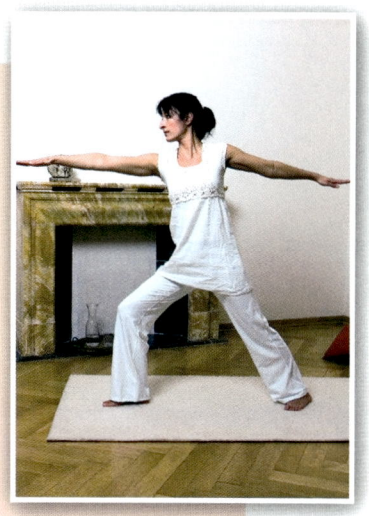

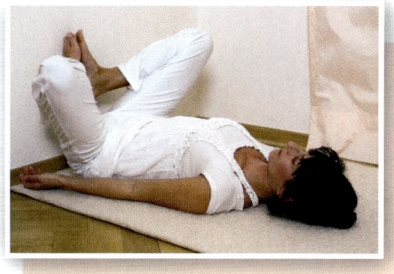

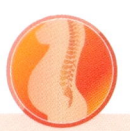 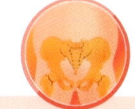

### Der Schmetterling (Bhadrasana)

**Ausgangsposition**: Rückenlage, Gesäß und Füße an der Wand, die Knie fallen entspannt nach außen.

**Übungsdurchführung**: Sie verstärken diese passive Dehnung, indem Sie mit den Händen die Knie sanft zum Boden drücken. Versuchen Sie, mit jeder Ausatmung bewusst loszulassen und den Dehnungsschmerz wegzuatmen.

**Info**: Der Schmetterling dehnt die Kreuz-Darmbeingelenke, Leisten und unteren Rücken und hilft so, das Becken zu öffnen, Schmerzen in der Beckengegend sowie Verspannungen entgegenzuwirken. Der Beckenboden wird effektiv gedehnt. In dieser Variante wird der Schmetterling am Boden liegend an der Wand ausgeführt: So bleibt die Wirbelsäule gerade und Gewicht wird an Wand und Boden abgegeben.

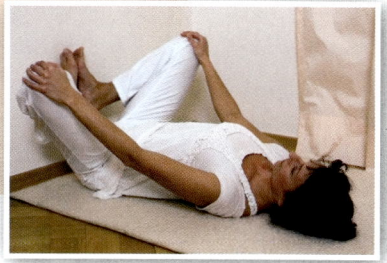

### Der Baum (Vrikshasana)

**Ausgangsposition**: Aufrechter Stand.

**Übungsdurchführung**: Den rechten Fuß vom Boden lösen und so hoch wie möglich auf die Innenseite des linken Oberschenkels setzen. Dann die Arme mit der Einatmung seitlich über den Kopf führen, die Handflächen gegeneinander legen. Die Schultern bleiben entspannt. Einige Atemzüge halten, langsam lösen und die Seiten wechseln.

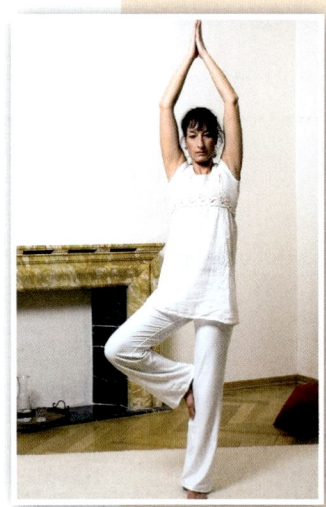

**Beachten**: Es wird deutlich einfacher, das Gleichgewicht zu halten, wenn Sie sich vor sich auf dem Boden oder an der Wand einen festen Punkt suchen, den Sie fixieren.

**Info**: Der Baum ist eine wundervolle Schlussübung einer Yogaeinheit, da er ein Gefühl des inneren Friedens und des Einsseins mit sich vermittelt. Die Haltung stellt in ihrer Ausrichtung eine Verbindung zwischen Himmel und Erde dar. Ihr liegt die Vorstellung zugrunde, durch die Wurzeln des Baumes fest geerdet zu sein, Standfestigkeit zu besitzen und sich nicht erschüttern zu lassen. Diese Verwurzelung ist die Basis dafür, dass die Äste des Baumes gen Himmel streben und dem Wind und den Anforderungen des Lebens gelassen entgegenstehen. Sich während der Übung auf die Idee der Verwurzelung zu konzentrieren hilft, das Gleichgewicht zu halten, das durch diese Übung besonders trainiert wird. Das Finden des äußeren Gleichgewichts vermittelt ebenso ein inneres Gleichgewicht auf geistiger und emotionaler Ebene.

## Abschlussentspannung

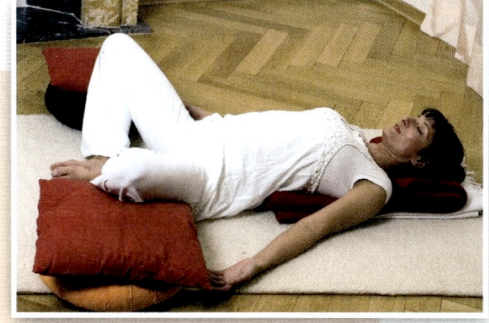

**Ausgangsposition**: Abgewandelte Totenstellung: Zwei Decken der Länge nach falten, so darauf legen, dass Rücken und Hüfte gestützt werden. Die Knie fallen entspannt nach außen in die Schmetterlingsposition, die Knie können auf zwei Kissen abgelegt werden.

**Übungsdurchführung**: Gehen Sie in der Abschlussentspannung noch mal die Fragen aus der Eingangsentspannung durch: Wie liegt der Körper jetzt auf, wo sind Verspannungen, welche Körperteile sind warm, welche kalt etc. Welche Gedanken kommen Ihnen in den Kopf, wie ist Ihre Stimmung: Entspannt, gelassen, wach, müde? Auch in der abschließenden Entspannung geht es wie zu Beginn nicht darum, zu bewerten, sondern darum, wahrzunehmen.

**Sie können nun noch einige Zeit entspannt liegen bleiben und eventuell einer schönen Musik lauschen. Besonders geeignet sind hierzu Mantragesänge, da diese durch ständige Wiederholung einen Klangteppich erzeugen, der den Geist beruhigt und die Entspannung fördert.**

**Um die Entspannung zu beenden und in den Alltag zurückzukehren machen Sie ein paar tiefe Atemzüge, bewegen Sie Finger und Füße, öffnen Sie die Augen und rollen Sie sich zum Aufstehen auf die Seite.**

**Info**: Die abschließende Tiefenentspannung führt zu einem Abbau von Stresshormonen und einer Ausschüttung von Endorphinen, den sogenannten Glückshormonen. Das parasympathische System wird aktiviert, die Aktivität des sympathischen Systems wird vermindert. Die Atmung vertieft sich und die Kreislauftätigkeit normalisiert sich. Tiefenentspannung hilft beim Stressabbau und gibt verbrauchte Energie zurück. Damit trägt sie zur Gelassenheit und inneren Ruhe bei und hilft, den Aufgaben des täglichen Lebens gelassen gegenüberzustehen.

## Abschlussmeditation

**Ausgangsposition**: Einfacher Sitz, eventuell den Rücken an eine Wand stützen.
Übungsdurchführung: Schließen Sie die Augen, legen Sie die Hände entspannt auf
Ihre Knie und konzentrieren Sie sich ganz auf Ihre Atmung, indem Sie Ihre ganze
Aufmerksamkeit auf das Heben und Senken der Bauchdecke lenken. Wenn Gedan-
ken aufkommen, schicken Sie diese weg und kehren Sie mit Ihrer Aufmerksamkeit
auf die Atmung zurück.

Nach einigen Minuten konzentrieren Sie Ihre Gedanken auf Ihr Baby: Atmen Sie
ganz bewusst dreimal tief aus und geben Sie mit jeder Ausatmung alles ab, was
Sie loswerden möchten: Schwangerschaftsbeschwerden, Ängste z.B. vor der Geburt
etc.

Atmen Sie sodann ganz bewusst dreimal tief ein und nehmen Sie dabei alles auf,
was gut für Sie und Ihr Baby ist: Entspannung, Gesundheit, Gelassenheit etc.

Nehmen Sie sich zum Abschluss der Meditation vor, dem nächsten Tag/der nächsten
Woche mit einem inneren Lächeln zu begegnen.

**Nun öffnen Sie die Augen, legen die Hände vor der Brust zusammen und ver-
beugen sich leicht nach vorne**: Damit demonstrieren Sie Achtung vor sich selbst
und beenden ihre Yogasitzung.

# Das zweite Trimester (13.–28.Schwangerschaftswoche)

Das zweite Drittel einer Schwangerschaft ist ein sehr angenehmer Abschnitt. Die Belastungsgrenze steigt deutlich. Übelkeit, Müdigkeit und Kreislaufprobleme sind in der Regel abgeklungen und die meisten Frauen fühlen sich sehr wohl.

In dieser Zeit manifestiert sich jedoch am häufigsten eine Stoffwechselüberlastung wie z. B. ein Schwangerschaftsdiabetes. Auch können Verdauungsprobleme durch den immer geringeren zur Verfügung stehenden Raum für den Darm auftreten. Manche Frauen verspüren bereits jetzt in Rückenlage das sogenannte Vena-Cava-Syndrom, das heißt, dass in Rückenlage die große Bauchvene durch das zunehmende Gewicht abgedrückt werden kann. Übelkeit, Herzrasen und Schwindel können auftreten. Nehmen Sie diesen Warnhinweis Ihres Körpers ernst und meiden Sie Übungen in Rückenlage, da sonst eine temporäre Mangelversorgung des Kindes die Folge sein kann.

## Allgemeiner Sportarten-Check

### Aerobic

Low-Impact-Aerobickurse sind auch im zweiten Trimester kein Problem. Allerdings sollten Sie nun allmählich schauen, wie wohl Sie sich noch beim Bodyforming, Stepaerobic oder in Kräftigungsangeboten wie Bauch-Beine-Po-Kursen fühlen. Diese sind – je nach persönlichem Befinden – bis etwa zur 26. Schwangerschaftswoche empfehlenswert. Wenn Sie jedoch eine Diastase ertasten, das heißt bemerken, dass sich die beiden Muskelstränge der geraden Bauchmuskulatur voneinander entfernen, sollten Sie das Training der geraden Bauchmuskeln einstellen und nur noch die schräge Bauchmuskulatur trainieren.

### Gerätetraining

Auch hier gilt das bereits Gesagte: bei einer beginnenden Diastase nur noch die schrägen Bauchmuskeln kräftigen. Diese sind, genauso wie die Rückenmuskulatur, zunehmend wichtig, um die durch den wachsenden Bauch entstehende Hohlkreuzhaltung besser ausgleichen zu können. Auch die Beinmuskulatur sollten Sie nach wie vor im Trainingsplan haben, denn die Beine müssen in der Schwangerschaft zunehmend mehr Gewicht tragen. Außerdem wirkt das Training Wassereinlagerungen und Venenproblemen entgegen.

### Radfahren

Radfahren ist auch im zweiten Trimester sehr empfehlenswert. Wenn Sie beim Rennradfahren allmählich das Gefühl haben, dass der Bauch im Weg ist, können Sie auf ein Trekkingrad oder „normales" Stadtrad umsteigen – eine Gangschaltung wäre zur besseren Belastungsdosierung aber in jedem Fall wünschenswert.

### Skilaufen

Alpiner Skilauf und Snowboarden sind mit zunehmender Schwangerschaft und wachsendem Bauchumfang immer weniger geeignet: Zum einen, da die Gefahr bei Stürzen oder Kollisionen für das Kind zu groß ist, zum anderen, da sich mit zunehmendem Bauchumfang auch die Statik und damit das Gleichgewichtsvermögen ändert. Schwangere müssen sich daran erst gewöhnen und sind deshalb oft auf Skiern nicht mehr so „standfest" und balancesicher wie ohne Bauch.

Deshalb sollten ab dem zweiten, spätestens dem dritten Trimester auch eingefleischte Alpin-Fans zum Langlaufen übergehen. Gerade wer vom alpinen Skisport kommt und das Kanten gewöhnt ist, kann die Skatingtechnik im Langlauf ausprobieren und hat damit eine sehr sportliche und anspruchsvolle Alternative zum Abfahrtslauf.

## Rund ums Laufen

Auch diejenigen von Ihnen, die vor Ihrer Schwangerschaft kaum oder gar nicht sportlich aktiv waren und dies nun ändern möchten, dürfen ab der 15. Schwangerschaftswoche mit einem sanften Lauftraining beginnen. Empfohlen wird der Trainingseinstieg über ein sogenanntes Intervalltraining. Die Basis dieses Trainings ist der Wechsel zwischen Belastung und Erholung. Der genaue Ablauf wurde auf S. 16 ff. erläutert.

So langsam wird der Babybauch größer. Ob nun Joggen oder doch eher Nordic Walking den Trainingsplan bestimmen soll, hängt von Ihnen ab. Wenn Sie gerne weiterhin joggen gehen, steht dem gesundheitlich gesehen nichts im Wege. Bedenken sollte man allerdings, dass sich der Körperschwerpunkt mit zunehmendem Babybauch nach vorne verlagert.

Die Trainingsintensität sollte weiterhin nach den Körpersignalen bestimmt werden. Noch immer gilt der Talk-Test als Indikator für die richtige Belastungsintensität und die Herzfrequenz sollte nicht über 140 Schläge pro Minute betragen.

Der Trainingsablauf sollte sich an der auf S. 48 ff. beschrieben Reihenfolge orientieren. Beginnen Sie zunächst mit einem sanften Warm-up, um die Muskulatur zu erwärmen. Im Anschluss daran können Sie ein paar Kräftigungsübungen durchführen oder gleich zum Hauptteil übergehen.

Im zweiten Trimester „beeinträchtigt" Sie der Bauch meistens noch nicht so, dass die Übungen des ersten Trimesters nicht weiterhin durchgeführt werden könnten. Im Folgenden werden jedoch noch einige neue Übungen vorgestellt, um das Repertoire zu erweitern.

*Kräftigungsübungen*

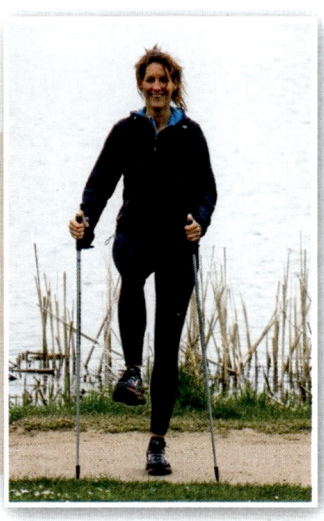

### Hüftbeuger, Oberschenkelvorderseite (Iliopsoas, Quadriceps); dynamisch

**Ausgangsposition**: Einbeinstand mit leicht gebeugtem Standbein, Stöcke etwa schulterbreit auf Höhe des Standbeins einstechen. Grundspannung in Bauch und Gesäß.

**Übungsdurchführung**: Freies Bein mit gebeugtem Knie heben und langsam wieder senken. Fußspitze dabei nach oben ziehen.

**Beachten**: Oberkörper bleibt aufrecht, Becken gerade halten.

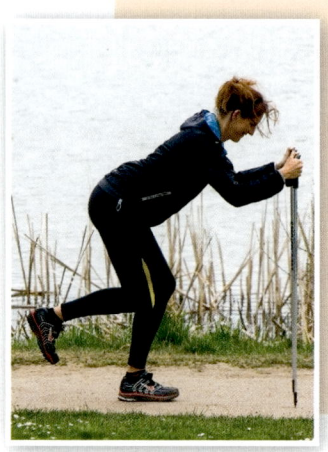

### Oberschenkelvorderseite, Oberschenkelrückseite (Quadriceps, Ischiokrurale Muskulatur); dynamisch

**Ausgangsposition**: Einbeinstand mit leicht gebeugtem Standbein, Stöcke für das Gleichgewicht vor dem Körper einstechen. Grundspannung in Bauch und Gesäß.

**Übungsdurchführung**: Standbein bis auf 90° beugen und langsam zur Ausgangsposition strecken. Der Oberkörper neigt sich dabei mit geradem Rücken etwas nach vorne. Die Bewegung ist jedoch eine Hoch-Tief-Bewegung.

**Beachten**: Körpergewicht nicht mit den Armen abstützen, Standbein trägt das gesamte Gewicht, im Becken nicht einknicken, Hüfte bleibt gerade.

### Oberschenkelvorderseite, Oberschenkelaußenseite, Gesäß (Quadriceps, Abduktoren, Glutaen); dynamisch

**Ausgangsposition**: Weite Grätschstellung, Fußspitzen zeigen nach vorne, Stöcke werden in der Mitte vor dem Körper eingesteckt, Oberkörper aufrecht. Grundspannung in Bauch und Gesäß.

**Übungsdurchführung**: Knie eines Beines beugen und wieder strecken. Fußsohlen bleiben immer vollständig am Boden.

**Beachten**: Knie des aktiven Beines ist leicht nach außen rotiert.

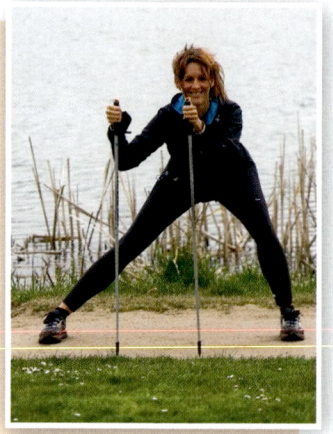

Der Abschluss des Trainings sollte wieder durch ein Cool-down eingeleitet werden (s. S. 53 ff.). Die Dehnübungen des ersten Trimesters gelten auch für das zweite und dritte Trimester. Zusätzlich werden hier noch drei weitere Übungen vorgestellt.

*Dehnübungen*

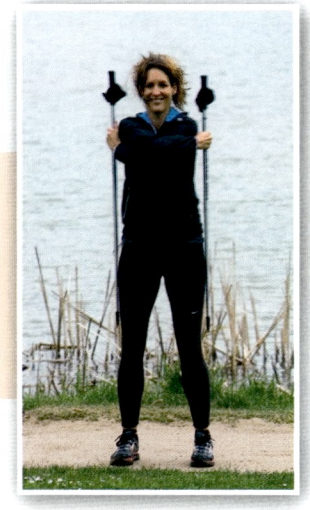

### Schulterblattmuskulatur (Teres major, Trapezius)

**Dehnposition**: Hüftbreiter Stand, Beine parallel und im Knie leicht gebeugt, Stöcke einzeln greifen oder beiseite legen und sich selbst umarmen, Hände nähern sich so weit wie möglich der Wirbelsäule.
**Beachten**: Blick geradeaus, Schultern nicht nach oben ziehen.

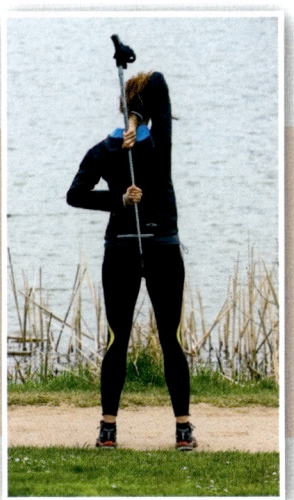

### Armstrecker (Trizeps)

**Dehnposition**: Hüftbreiter Stand, Beine parallel und im Knie leicht gebeugt, Stöcke senkrecht mit einer Hand von oben hinter dem Rücken halten, Daumen zeigt nach unten, der andere Arm greift den Stock von unten und zieht ihn leicht Richtung Boden. Grundspannung in Bauch und Gesäß.
**Beachten**: Aufrechter Oberkörper, kein Hohlkreuz.

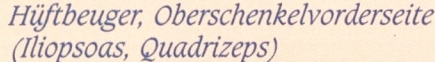

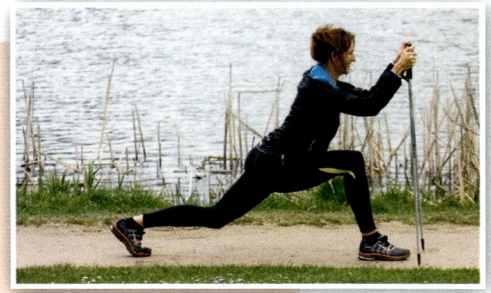

### Hüftbeuger, Oberschenkelvorderseite (Iliopsoas, Quadrizeps)

**Dehnposition**: Große Schrittstellung, Fußspitzen zeigen nach vorne, Stöcke werden für das Gleichgewicht vor das vordere Bein eingesteckt, das vordere Bein stark beugen, das hintere Bein ist nur leicht gebeugt und steht auf dem Vorfuß, das vordere Bein so weit beugen, bis eine Dehnung in der Leiste entsteht.
**Beachten**: Oberkörper bleibt aufrecht.

## Schwangerschaftsgymnastik

Im zweiten Teil der Schwangerschaft sind unsere Übungen auf eine leichte Aktivierung der Bauchmuskulatur sowie der Beine und des Pos ausgerichtet. In diesem Trimester ist es wichtig, durch gezielte Gymnastik einer Fehlhaltung entgegenzuwirken und somit Rücken- und Ischiasbeschwerden bereits im Vorfeld zu vermeiden. Durch eine Bauchmuskelaktivierung kann die Darmperistaltik unterstützt und Verdauungsproblemen sowie Völlegefühl und Sodbrennen entgegengewirkt werden.

Ein weiterer wichtiger Punkt in der Schwangerschaftsgymnastik ist, die Entspannung des Beckenbodens in der Ausatmung zu trainieren, was physiologisch der Aufgabe des Beckenbodens außerhalb von Geburt und Schwangerschaft widerspricht. Normalerweise entspannt sich der Beckenboden in der Einatmungsphase, indem das Zwerchfell bei der Einatmung nach unten schwingt. Dadurch gibt auch der Beckenboden nach und gibt den Druck durch die Atmung nach unten ab.

Während der Austreibungsperiode der Geburt soll sich der Beckenboden nun maximal öffnen, um dem kindlichen Körper den nötigen Platz zu bieten, durch den Geburtskanal zu treten. Diese Entspannung ist für die meisten Frauen erst einmal paradox, da häufig reflektorisch der Beckenboden in der Ausatmungsphase angespannt wird. Es ist daher sinnvoll, ab der zweiten Hälfte der Schwangerschaft diese gewünschte Entspannung durch gezielte Übungen zu trainieren, um während der Geburt eine reflektorische Umkehrung zu erreichen.

Wir haben darum in diesem Buch einen extra Beckenbodenteil in die Schwangerschaftsgymnastik mit aufgenommen. Führen Sie diese Übungen bitte ab dem zweiten Trimester zusätzlich zu Ihrem restlichen Übungsprogramm durch.

In den Übungen, in denen es wichtig ist, haben wir ebenfalls ab diesem Zeitpunkt den Atemrhythmus mit angegeben. Wundern Sie sich nicht, wenn dieser nicht Ihrem gewohnten Atemrhythmus außerhalb einer Schwangerschaft entspricht.

Das Aufwärmprogramm übernehmen Sie bitte von Seite 58 ff.

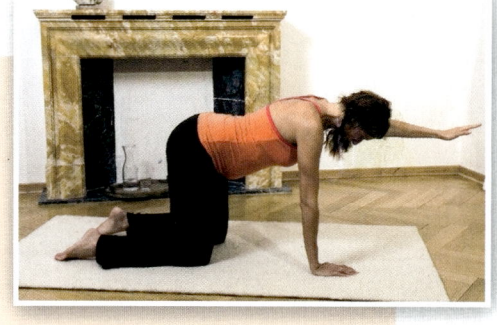

### Rückenstabilisierung

**Ausgangsposition**: Vierfüßlerstand, Hände stehen schulterbreit direkt unter den Schultern, die Knie hüftbreit auseinander, Kopf in Verlängerung der Wirbelsäule, Rücken lang.
**Übungsdurchführung**: Spannen Sie den Beckenboden an, indem Sie den Nabel Richtung Wirbelsäule ziehen. Heben Sie den linken Arm gerade bis auf Schulterhöhe, die Handfläche zeigt nach unten. Stellung 5 Atemzüge halten, dann Seitenwechsel.
10 mal wiederholen
**Beachten**: keine Hohlkreuzstellung.

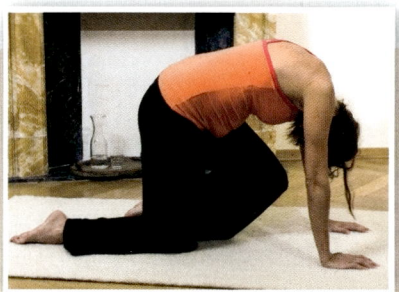

### Rückenstabilisierung

**Ausgangsposition**: Vierfüßlerstand
**Übungsdurchführung**: Aktivieren Sie wieder den Beckenboden wie oben beschrieben. Ziehen Sie bei der Einatmung das linke Knie Richtung Bauch an und legen Sie das Kinn auf die Brust, die Wirbelsäule wird dabei ganz rund.
Strecken Sie bei der Ausatmung das linke Bein gerade nach hinten bis auf Hüfthöhe, der Kopf wird zur Verlängerung der Wirbelsäule. Bei der Einatmung ziehen Sie das Bein wieder an und legen das Kinn auf die Brust.
5 Wiederholungen, dann Seitenwechsel.

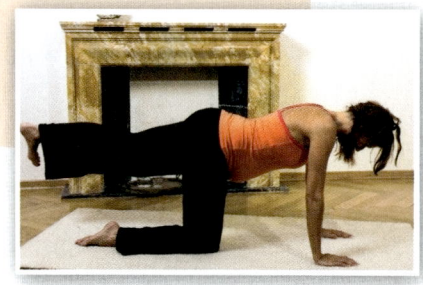

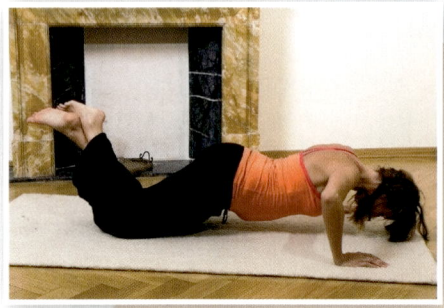

### Brustmuskelaktivierung und Bauchstabilisierung

**Ausgangsposition**: Halbe Liegestützposition, d.h. Vierfüßlerstand, Unterschenkel in der Luft kreuzen, Arme beugen

**Übungsdurchführung**: Führen Sie in kleinen Bewegungen die Liegestütze aus.

3 x 10 Wiederholungen

**Beachten**: die Ellenbogen nie ganz strecken und den Beckenboden aktivieren.

### Brustmuskelaktivierung und Bauchstabilisierung

**Ausgangsposition**: Rückenlage, Beine hüftbreit aufgestellt, Arme liegen neben dem Körper.

**Übungsdurchführung**: Heben Sie das linke Bein in 90°-Stellung parallel zum Boden, legen Sie die rechte Hand knapp über dem linken Knie auf den Oberschenkel, aktivieren Sie bei der Einatmung den Beckenboden und erzeugen Sie mit der rechten Hand auf dem linken Knie einen Druck. Halten Sie diesen Druck 5 Atemzüge, lassen Sie den Druck nach und beginnen bei der nächsten Einatmung von neuem.

10 Wiederholungen, dann Seitenwechsel

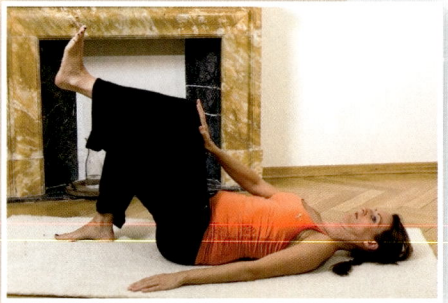

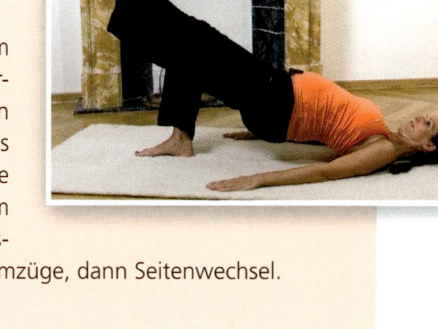

## Stabilisierung der Gesäßmuskulatur und Entstauung der Beine

**Ausgangsposition**: Rückenlage, Füße parallel zueinander aufgestellt, die Fußinnenseiten berühren sich.

**Übungsdurchführung**: Spannen Sie den Beckenboden bei der Einatmung an und heben Sie das Gesäß so weit an, dass der ganze Körper eine Gerade bildet.

Die Arme liegen zur Stabilisierung neben dem Körper, der Schultergürtel liegt auf, die Halswirbelsäule ist lang. Spannen Sie den Beckenboden nochmals nach. Bei der Einatmung heben Sie das linke Bein gerade nach oben, so dass es eine Linie mit dem Körper bildet. Die Hände ziehen auf dem Boden Richtung Fersen, dadurch bleibt die Halswirbelsäule lang. Halten Sie die Position 4–5 Atemzüge, dann Seitenwechsel. Jeweils 5 Wiederholungen.

## Stabilisierung der Gesäßmuskulatur und Entstauung der Beine

**Ausgangsposition**: Knie-Ellenbogen-Position

**Übungsdurchführung**: Spannen Sie den Beckenboden an, indem Sie bei der Einatmung den Nabel Richtung Wirbelsäule ziehen. Ziehen Sie die Schulterblätter zusammen. Bei der nächsten Einatmung heben Sie das linke Bein im 90° Winkel bis in Hüfthöhe nach oben. Halten Sie diese Position 5 Atemzüge lang und senken Sie dann das Bein wieder langsam ab.

5 Wiederholungen, dann Seitenwechsel.

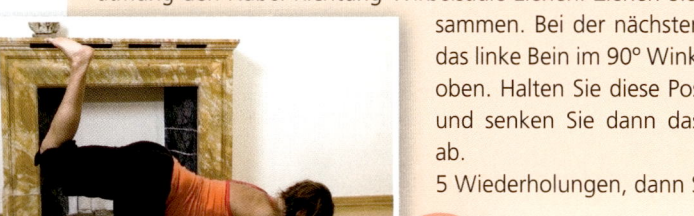

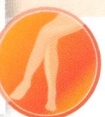

### Stabilisierung der Gesäßmuskulatur und Entstauung der Beine

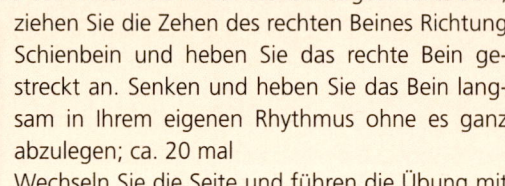

**Ausgangsposition**: legen Sie sich ausgestreckt auf die rechte Seite, der Körper bildet eine Linie, den Kopf mit dem Ohr auf dem rechten Oberarm ablegen.

**Übungsdurchführung**: Stellen Sie den linken Fuß hinter das rechte gestreckte Bein, ziehen Sie die Zehen des rechten Beines Richtung Schienbein und heben Sie das rechte Bein gestreckt an. Senken und heben Sie das Bein langsam in Ihrem eigenen Rhythmus ohne es ganz abzulegen; ca. 20 mal
Wechseln Sie die Seite und führen die Übung mit dem linken Bein durch.

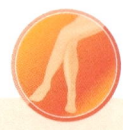

### Stabilisierung der Gesäßmuskulatur und Entstauung der Beine

**Ausgangsposition**: legen Sie sich ausgestreckt auf die rechte Seite, der Körper bildet eine Linie, den Kopf mit dem Ohr auf dem rechten Oberarm ablegen.

**Übungsdurchführung**: Stellen Sie den linken Fuß vor das rechte gestreckte Bein in Oberschenkelhöhe ab, ziehen Sie die Zehen des rechten Beines Richtung Schienbein und heben das rechte Bein gestreckt an. Senken und heben Sie das rechte Bein in ihrem eigenen Rhythmus langsam ohne es ganz abzulegen 20 mal.
Wechseln Sie die Seite und führen die Übung mit dem linken Bein durch.

Im Anschluss an das Übungsprogramm führen Sie bitte die Dehnübungen von Seite 63 ff. durch.

## Beckenbodentraining

*Was ist der Beckenboden?*

Der Beckenboden bildet den muskulären Verschluss des knöchernen Beckens, also den Abschluss des Bauchraumes nach unten. Er besteht aus einem Netzwerk aus Muskelfasern und Bindegewebsschichten. Der Beckenboden wird aus drei Muskelschichten gebildet, der äußeren, bzw. unteren, der mittleren und der inneren Beckenbodenschicht. Die äußere Schicht bildet eine liegende Acht und umschließt im vorderen Teil die Klitoris, die Harnröhrenöffnung und die Scheide, sowie im hinteren Teil den After. Diese Muskelschicht hat keine tragende Funktion, sondern ist für die Verschließung und Öffnung der Ausscheidungsorgane zuständig.

Die mittlere Beckenbodenschicht besteht aus querlaufenden Muskelfasern, die sich von der linken zur rechten Seite des knöchernen Beckens ausbreiten. Ein Teil dieser Muskelfasern verbindet die Sitzbeinhöcker miteinander.

Die innere Beckenbodenschicht besteht aus einer fächerförmigen Muskelplatte, die an der Innenseite des kleinen Beckens auf der Höhe der Hüftgelenke, sowie am unteren Ende der Lendenwirbelsäule befestigt ist.

Der Beckenboden ist in erster Linie für das Halten der inneren Bauchorgane, sowie für das Verschließen und Öffnen der Ausscheidungsorgane zuständig. Vor allem die mittlere und innere Beckenbodenschicht tragen zur Aufrichtung der Wirbelsäule, sowie zur Stabilisierung der Hüftgelenke und des Ileosakralgelenkes bei. Die äußere Beckenbodenschicht spielt bei einem Orgasmus zusätzlich eine zentrale Rolle.

Durch eine Schwangerschaft wird der Beckenboden durch das zunehmende Gewicht der Gebärmutter mit dem Kind extrem belastet und seine Haltefunktion bis aufs Äußerste herausgefordert.

Während der Geburt muss der Beckenboden in der Lage sein, sich komplett zu öffnen und die Muskelschicht wird auf die Größe eines Kindes aufgedehnt.

Die Muskelschichten des Beckenbodens müssen also in der Lage sein, sich gegen ihre normale Funktion der Anspannung und des Haltens maximal zu entspannen. Diese Funktion kann man durch gezielte An- und Entspannungsübungen in der Schwangerschaft unterstützen und trainieren. Einen Muskel, den Sie gezielt anspannen können, können Sie auch gezielt entspannen.

Bedenken Sie bitte, dass der Beckenboden während der Geburt paradoxerweise in der Ausatmungsphase eine maximale Entspannung erreichen muss, um in der Phase des Mitschiebens dem Kind genügend Platz zu lassen. Die Übungen sind daher in den Atemphasen genau umgekehrt durchzuführen, als Sie es vielleicht von Beckenbodenübungen außerhalb der Schwangerschaft gewohnt sind.

*Gezielte Übungen für die Beckenbodenmuskulatur in der Schwangerschaft*

**Allgemeine Tipps**
- Achten Sie auf eine aufrechte Haltung beim Sitzen, Gehen und Tragen.
- Hohe Absätze bei Schuhen vermeiden, da dadurch eine Hohlkreuzhaltung unterstützt wird.
- Machen Sie regelmäßig Entspannungsübungen, um die Muskulatur auf die Geburt vorzubereiten.

### Beckenboden erspüren im Stehen

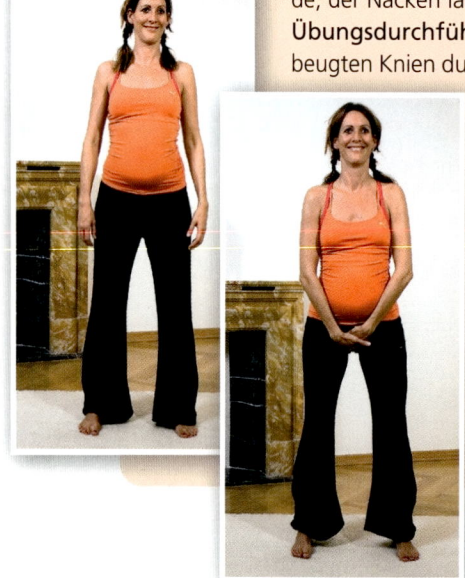

**Ausgangsposition**: Hüfbreiter aufrechter Stand, der Rücken ist gerade, der Nacken lang.

**Übungsdurchführung**: Schütteln Sie Ihren Körper mit leicht gebeugten Knien durch, indem Sie die Fersen abwechselnd federnd vom Boden abheben.

Bleiben Sie locker in den Knien und verschränken Sie die Hände unter Ihrem Beckenboden. Aktivieren Sie beim Einatmen Ihren Beckenboden, indem Sie den Nabel Richtung Wirbelsäule ziehen (Bauch einziehen) und versuchen ihre Sitzbeinhöcker zueinander zu ziehen.

Spüren Sie an Ihren Händen, wie die Sitzbeinhöcker zueinandergezogen werden und sich die Beckenbodenschicht nach oben bewegt. Halten Sie diese Spannung ein paar Atemzüge.

8–10 mal wiederholen.

## Aktiver Sitz

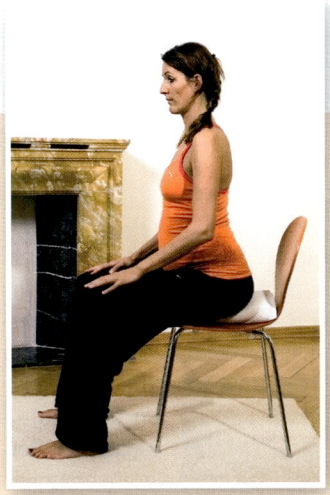

**Ausgangsposition**: Setzen Sie sich aufrecht auf einen Hocker, auf den Sie eine **zusammengerollte Decke oder ein Handtuch gelegt haben.**

**Übungsdurchführung**: Drücken Sie mit dem Einatmen beide Fersen in den Boden und verwurzeln Sie sich in die Unterlage. Bei der Ausatmung entspannen Sie die Haltung.
5–10 mal wiederholen.
Aktivieren Sie nun bei der Einatmung die rechte Seite ihres Beckenbodens, indem Sie die rechte Ferse kräftig in den Boden drücken und den rechten Sitzbeinhöcker zur Mitte gegen die zusammengerollte Decke ziehen, bei der Ausatmung entspannen Sie wieder.
10 Wiederholungen, dann Seitenwechsel.
Aktivieren Sie nun beide Seiten Ihres Beckenbodens, indem Sie bei der Einatmung beide Sitzbeinhöcker zur Mitte ziehen und beide Fersen fest in den Boden drücken, halten Sie die Spannung einige Atemzüge.
8–10 mal wiederholen.

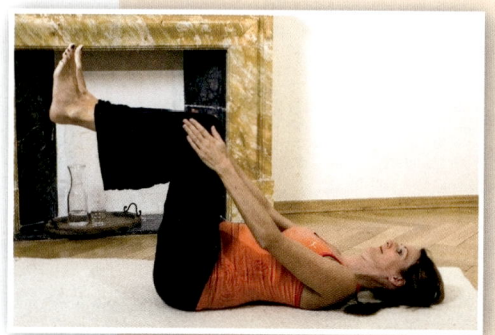

### Hüft-Becken-Stabilisierung

**Ausgangsposition**: Rückenlage, Beine im 90° Winkel parallel zum Boden angehoben, die Handflächen liegen an der Außenseite der Knie.

**Übungsdurchführung**: Aktivieren Sie mit dem Einatmen ihren Beckenboden indem Sie den Nabel zur Wirbelsäule ziehen und den Rücken mit einer kleinen Beckenkippbewegung in die Unterlage drücken.

Drücken Sie bei Beibehalten der aufgebauten Spannung mit den Handflächen die Knie nach innen, während die Knie der Spannung standhalten und gegen die Handflächen nach außen drücken.

Halten Sie die Spannung etwa 5 Atemzüge lang.

Nehmen Sie wieder die Ausgangsposition ein und legen Sie die Handflächen nun auf die Innenseiten der Knie.

Aktivieren Sie beim Einatmen den Beckenboden und drücken die Knie mit den Handflächen nach außen, halten Sie mit den Knien der Spannung entgegen.

Halten Sie diese Stellung etwa 5 Atemzüge lang.

### Hüft-Becken-Stabilisierung

**Ausgangsposition**: Rückenlage, Beine im 90° Winkel parallel zum Boden angehoben, die Handflächen liegen vorne auf den Oberschenkeln.

**Übungsdurchführung**: Einatmend den Beckenboden aktivieren und unter Gegendruck der Oberschenkel diese vom Körper wegdrücken.

Halten Sie diese Stellung ebenfalls etwa 5 Atemzüge lang.

Zur Entspannung die Beine abwechselnd nach vorne gleiten lassen

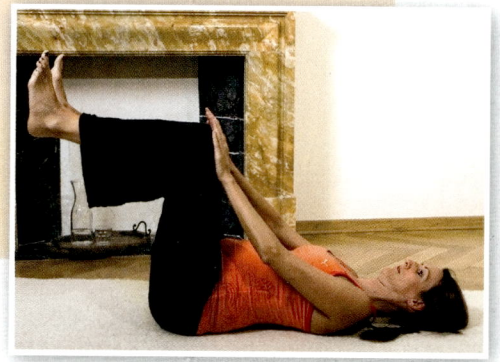

### Position des Kindes

**Ausgangsposition**: Fersensitz, Stirn auf dem Boden ablegen, Arme sind weit nach vorne gestreckt, die Handflächen liegen auf dem Boden, der Nacken ist lang.

**Übungsdurchführung**: Aktivieren Sie beim Einatmen den Beckenboden, ziehen Sie dabei das Schambein Richtung Zehen.

Lassen Sie in Ihrer Vorstellung dabei einen Spannungsbogen entstehen, der oberhalb des Scheitels beginnt und sich bis zum Steißbein erstreckt.

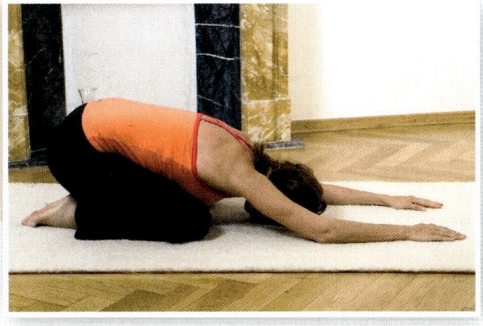

Verbleiben Sie einige Atemzüge in dieser Position.

## Aquafitness

Eine Trainingseinheit sollte ca. 30–45 min. umfassen, abhängig von dem Fittnessgrad der werdenden Mutter.

**Warm-up (ca. 8 min.)**
- Beginnen Sie mit Gehen. Atmen Sie ruhig und tief in den Bauch hinein.
- Erhöhen Sie langsam das Tempo und gehen Sie zum Joggen über.
- Joggen mit anfersen. D. h. abwechselnd werden der rechte und linke Fuß zum Gesäß gezogen.
- Kombinieren Sie diese Basisbeinbewegungen mit den vier unterschiedlichen Handstellungen.

*Hauptteil (ca. 20 min)*
Wiederholungen der folgenden Übungen ca. 10–20 mal

*Kräftigungsübungen*
Ergänzen Sie die Übungen aus dem ersten Trimester (S. 66 ff.) mit folgenden Übungen:

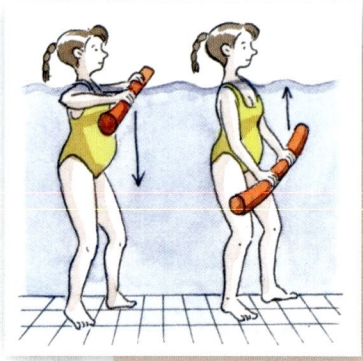

### Kräftigung der Arm-Schultermuskulatur mit Aqua-Nudel

**Ausgangsposition**: Beine sind parallel, etwa hüftbreit auseinander, Knie leicht gebeugt. Die Aqua-Nudel liegt vor dem Körper und wird mit beiden Armen gehalten. Grundspannung in Bauch und Gesäß.

**Übungsdurchführung**: Arme drücken die Aqua-Nudel dicht am Bauch unter Wasser und ziehen sie schnell an die Wasseroberfläche zurück. Nach den Wiederholungen die gleiche Übung hinter dem Rücken ausführen, dabei die Schultern nicht nach vorne ziehen!

**Beachten**: Hohlkreuz vermeiden, beim runter Drücken ausatmen. Bei der Übungsdurchführung hinter dem Rücken Schultern zurücknehmen, aufrechte Körperhaltung.

### Kräftigung der Arm-Schultermuskulatur mit Aqua-Nudel

**Ausgangsposition**: Beine sind parallel, etwa hüftbreit auseinander, Knie leicht gebeugt. Die Aqua-Nudel wird an beiden Enden hinter dem Körper gehalten. Daumen zeigen nach oben. Grundspannung in Bauch und Gesäß.

**Übungsdurchführung**: Die Hände drücken die Aqua-Nudel-Enden hinter dem Rücken zusammen, bis die Hände sich berühren, dann wieder zurück.

**Beachten**: Hohlkreuz vermeiden, aufrechte Körperhaltung, Oberkörper darf nicht nach vorne ausweichen.

#### Variante

Übung kann auch vor dem Körper ausgeführt werden. Nicht mit dem Oberkörper nach hinten ausweichen!

### Kräftigung der Rumpfmuskulatur mit Aqua-Nudel

**Ausgangsposition**: Beine sind parallel, etwa hüftbreit auseinander, Knie leicht gebeugt. Die Aqua-Nudel wird mit gestreckten Armen etwa schulterbreit gehalten. Arme und Aqua-Nudel liegen auf dem Wasser. Grundspannung in Bauch und Gesäß.

**Übungsdurchführung**: Die Hände drücken die Aqua-Nudel ca. 20 cm unter die Wasseroberfläche. Aus dieser Position werden kleine schnelle Auf- und Abbewegungen durchgeführt, wobei die Aqua-Nudel immer unter Wasser bleibt.

**Beachten**: Hohlkreuz vermeiden, aufrechte Körperhaltung, nicht die Luft anhalten.

### Kräftigung der Arm-Schulter- und seitlichen Rumpfmuskulatur mit Schwimmbrett

**Ausgangsposition**: Beine sind parallel, etwa hüftbreit auseinander, Knie leicht gebeugt. Das Brett liegt seitlich vom Körper flach auf dem Wasser. Ein Arm liegt oben auf dem Brett. Grundspannung in Bauch und Gesäß.

**Übungsdurchführung**: Der Arm drückt das Brett unter Wasser und lässt es langsam wieder zurück an die Wasseroberfläche kommen.

**Beachten**: Hohlkreuz vermeiden, beim Runterdrücken ausatmen.

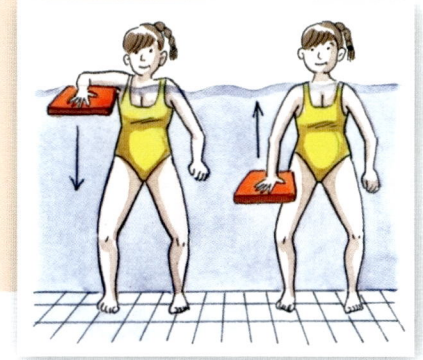

### Kräftigung der Beinmuskulatur (Iliopsoas. Quadriceps)

**Ausgangsposition**: Beine sind parallel, etwa hüftbreit auseinander, Knie leicht gebeugt.

**Übungsdurchführung**: Ein Bein anheben, bis der Oberschenkel etwa im 90° Winkel zur Hüfte steht. Unter dem Oberschenkel in die Hände klatschen. Im Wechsel mit beiden Beinen, Tempo kann langsam gesteigert werden.

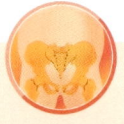

### Kräftigung der Becken- und Beinmuskulatur (Adduktoren, Abduktoren)

**Ausgangsposition**: Rücken zum Beckenrand. Arme halten sich am Beckenrand oder der Überlaufrinne fest. Beide Beine in die Waagerechte heben. Rücken bleibt an der Wand.

**Übungsdurchführung**: Beine grätschen und in der Mitte übereinander scheren. Im Wechsel mal das rechte Bein oben, mal das linke Bein.

*Cool-down (ca. 10–15 min)*

### Joggen auf der Stelle, dazu wechselnde Armbewegungen

*Dehnungs- und Beweglichkeitsübungen*

### Mobilisation von Wirbelsäule und Becken; Kräftigung von Bauch- und Beinmuskulatur

**Ausgangsposition**: Rücken zum Beckenrand. Arme halten sich am Beckenrand oder der Überlaufrinne fest. Beide Beine in der Waagerechten strecken.

**Übungsdurchführung**: Beide Beine nach rechts und links pendeln. Der Rücken bleibt immer an der Wand.

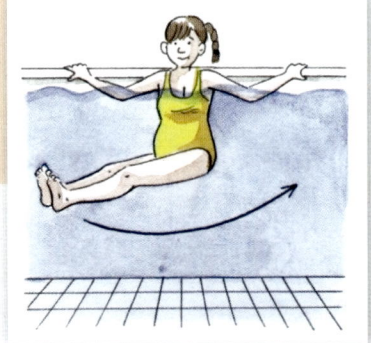

### Mobilisation der Hüftmuskulatur

**Ausgangsposition**: Rücken zum Beckenrand. Arme halten sich am Beckenrand oder der Überlaufrinne fest. Beide Beine senkrecht nach unten gestreckt.

**Übungsdurchführung**: Rechtes Knie zur linken Schulter führen und wieder senken, linkes Knie zur rechten Schulter führen (soweit dies der Bauch zulässt).

### Dehnung des vorderen Oberschenkels (Quadriceps)

**Ausgangsposition**: Seitlich zum Beckenrand stehen. Einbeinstand. Beckenrandnahes Bein als Standbein leicht beugen.

**Übungsdurchführung**: Beckenrandfernes Bein am Fußgelenk greifen und zum Gesäß ziehen bis eine Muskeldehnung im vorderen Oberschenkel zu spüren ist.

**Beachten**: Beine bleiben parallel. Angezogenes Bein nicht seitlich abspreizen. Knie zeigt zum Beckenboden. Hohlkreuz vermeiden.

*Entspannungsübungen*
*(s. S. 34/35)*

*Ausklang (ca. 3 min)*

## Yoga

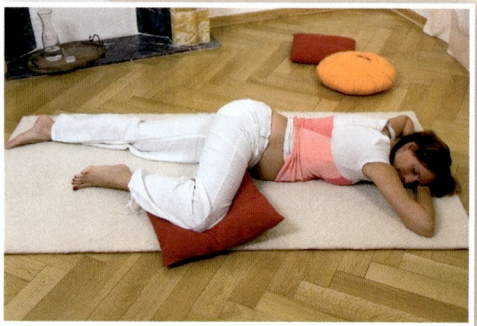

### Ankommen

**Hilfsmittel**: Kissen

**Ausgangsposition**: Totenstellung (Shavasana) in abgewandelter Form

- Seitenlage
- Oberes Knie angewinkelt, eventuell auf einem Kissen abgelegt
- Beide Arme angewinkelt
- Kopf entspannt auf einem oder beiden Armen ablegen

**Übungsdurchführung**: Gedankenspaziergang siehe 1. Trimester (S. 72 f.).

**Info**: Diese abgewandelte Form ist ab dem 2. Trimester zu empfehlen, da das Gewicht des Kindes vom Bauch weggenommen und auf den gesamten Körper verteilt wird.

### Pranayama

**Hilfsmittel**: Kissen

**Ausgangsposition**: Einfacher Sitz – eventuell unterstützt durch Kissen unter dem Gesäß und den Knien.

**Übungsdurchführung**: Mit dem Einatmen breiten Sie die Arme wie zu einer Umarmung aus, mit dem Ausatmen legen Sie die Hände auf der Brust übereinander. Mit der nächsten Einatmung legen Sie beide Hände auf den Bauch, atmen tief aus und wiederholen die Übung mehrere Male und versuchen Sie dabei, die Atmung immer tiefer werden zu lassen. Stellen Sie sich während der Atemübung vor, wie Sie mit jeder Einatmung Energie für sich und Ihr Baby aufnehmen und mit jeder Ausatmung diese im ganzen Körper und zu Ihrem Baby hin verteilen.

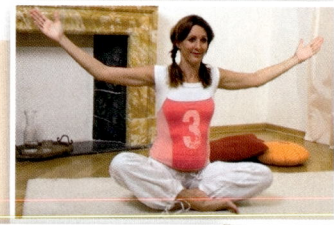

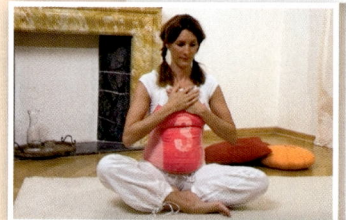

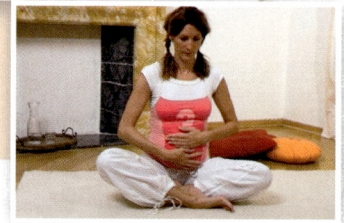

*Die Eingangsmeditation*
Siehe 1. Trimester (S. 74)

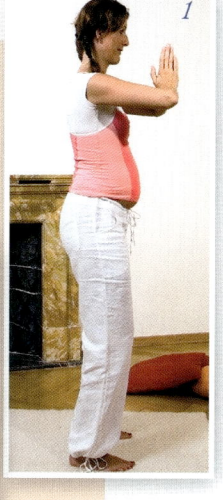

## *Aufwärmen*

1. **Ausatmen**: Aufrechter Stand mit geschlossenen Füßen, wobei das Gewicht gleichmäßig auf den Füßen verteilt ist. Die Handflächen werden mit dem Ausatmen in Brusthöhe gegeneinander gelegt, berühren den Körper jedoch nicht.

2. **Einatmen**: Arme öffnen und im weiten Bogen langsam über den Kopf in die U-Halte heben. Die Schultern bleiben entspannt, die Schulterblätter ziehen leicht nach hinten unten. Hohlkreuzstellung und Rückbeuge vermeiden: der Unterkörper bewegt sich nicht. Die Beine sind hüftweit geöffnet. Der Blick bleibt nach vorne gerichtet.

3. **Ausatmen**: Oberkörper nach vorne beugen, Beine leicht gebeugt und hüftweit geöffnet, Hände neben oder auf die Füße oder auf die Knie stützen.

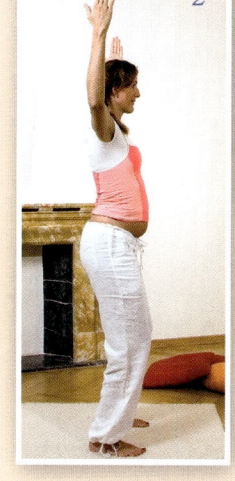

4. **Einatmen**: Das rechte Bein geht nach hinten, auf das Knie stützen, die Hände werden auf dem Boden neben den linken Fuß aufgesetzt oder wahlweise stützen sich die Hände auf dem linken Knie ab. Der Blick geht nach oben zu Sonne.

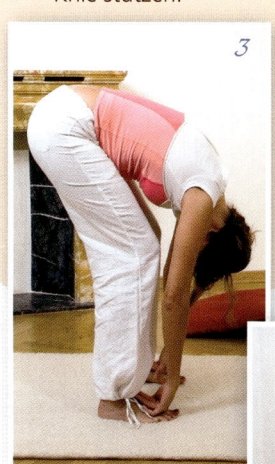

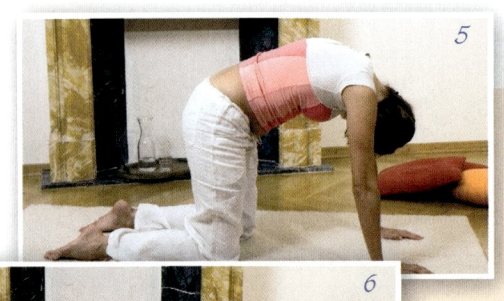

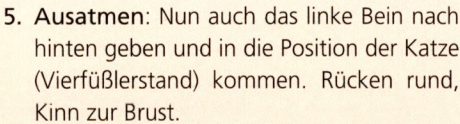

5. **Ausatmen**: Nun auch das linke Bein nach hinten geben und in die Position der Katze (Vierfüßlerstand) kommen. Rücken rund, Kinn zur Brust.

6. **Einatmen und Ausatmen**: Stellung des Kindes: Gesäß nach hinten ziehen (dabei kann der Po erhoben sein oder auf den Füßen abgelegt werden), Knie leicht geöffnet und Stirn auf den Boden legen.

7. **Einatmen**: Zurückkommen in den Vierfüßlerstand in die Stellung der Kuh; Rücken lang, Schulterblätter zusammenziehen, Blick geht zur Sonne.

8. **Ausatmen**: Position des Hundes: Das Becken wieder anheben, Beine strecken, Fersen in den Boden drücken. Füße hüftweit geöffnet. Blick geht zum Boden.

9. **Einatmen**: Den rechten Fuß nach vorne neben die Hände setzen. Dabei eventuell mit den Händen auf dem rechten Knie abstützen. Der Blick geht nach oben zur Sonne (vgl. Position 4).

10. **Ausatmen**: beide Beine nach vorne geben, der Oberkörper ist nach vorne gebeugt und die Hände stützen neben den Füßen oder auf den Knien. Beine leicht gebeugt

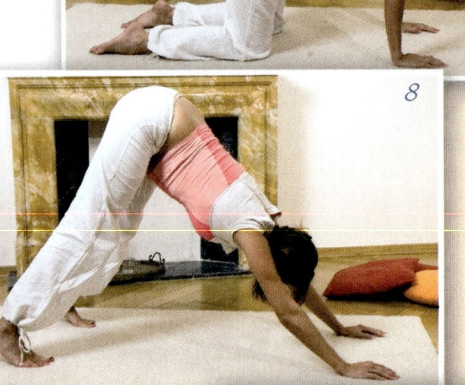

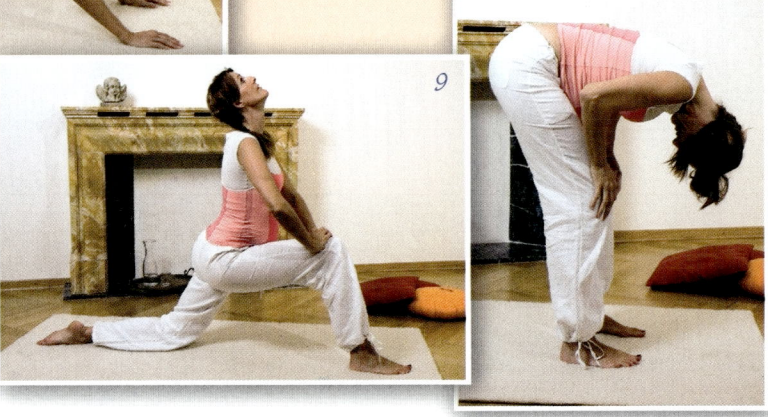

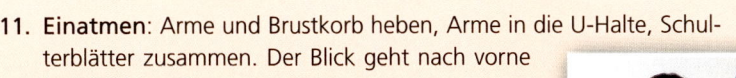

11. **Einatmen**: Arme und Brustkorb heben, Arme in die U-Halte, Schulterblätter zusammen. Der Blick geht nach vorne (vgl. Position 2).
12. **Ausatmen**: Arme senken und den Blick weiter nach vorne richten.

6–8 langsame Runden, wenn Sie sich warm fühlen, legen Sie sich in die abgewandelte, seitliche Entspannungsposition und spüren nach.

## Asanas
Vorbereitende Asanas
Siehe 1. Trimester (S. 78/79).

*Asanas*

### Abgewandelter Schulterstand (Sarvangasana)
**Hilfsmittel**: Dickes Polster
**Ausgangsposition**: Das dicke Polster vor einer Wand: Rückenlage, so dass Kopf und Schultergürtel auf dem Boden aufliegen, der untere Rücken jedoch auf dem Polster stützt. Arme über dem Kopf auf dem Boden ablegen.
**Übungsdurchführung**: Die Beine strecken, der untere Rücken hält engen Kontakt zum Polster. Als Gegenbewegung fassen Sie die Unterschenkel und ziehen Sie die geöffneten Knie an die Brust. Atmen Sie in dieser Position einige Male, bevor Sie die Unterschenkel zur Entspannung und zum Nachspüren auf das Polster legen.

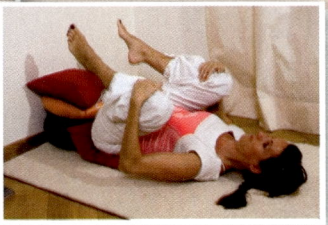

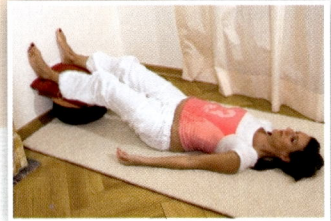

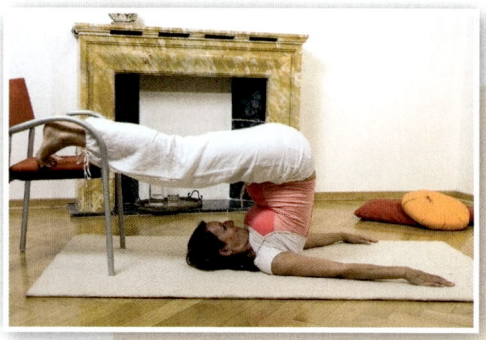

### Pflug (Halasana)

**Hilfsmittel**: Hocker oder Stuhl

**Ausgangsposition**: Rückenlage oder abge-wandelter Schulterstand, Hocker oder Stuhl als Hilfsmittel.

**Übungsdurchführung**: Aus der Rückenlage oder dem abgewandelten Schulterstand füh-ren Sie mit der Ausatmung erst das rechte, dann das linke Bein nach hinten und legen es auf dem hinter Ihnen stehenden Stuhl oder Hocker ab. Dabei die Fersen nach hinten schieben. Einige Atemzüge halten, dann langsam die Beine nacheinander lösen und den Rücken zur Entspannung ablegen.

### Die Schildkröte (Kurmasana)

**Hilfsmittel**: Stuhl

**Ausgangsposition**: Auf einem Stuhl sitzend.

**Übungsdurchführung**: Die Beine mehr als hüftbreit öffnen. Die Hände ruhen auf den Füßen, der gesamte Oberkörper wie auch der Kopf sinken schwer und entspan-nt nach vorne zwischen die geöffneten Beine, der Rücken ist rund.

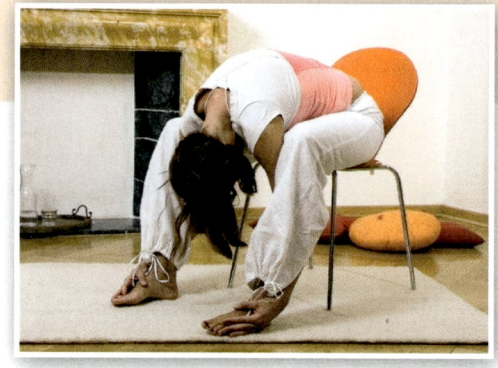

### Halbe Vorbeuge: (Janu Shirasana)

**Hilfsmittel**: Kissen, Springseil oder Gürtel

**Ausgangsposition**: Aufrechter Sitz. Linkes Bein gestreckt, rechtes gebeugt, die Fußsohle liegt am linken Oberschenkel. Für mehr Bequemlichkeit ein Kissen unter das rechte Knie legen.

**Übungsdurchführung**: Mit dem Einatmen werden die Arme in die Überkopfhalte geführt, mit dem Ausatmen beugt sich der gesamte Oberkörper nach vorne. Wer kann,

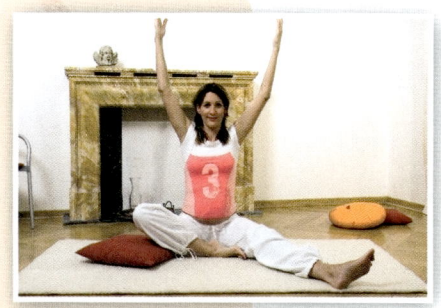

versucht den Unterschenkel oder Fuß des gestreckten Beins zu fassen und in der Position bei ruhiger und tiefer Atmung einen Moment inne zu halten. Sie können auch ein Springseil oder einen Gürtel zur Hilfe nehmen. Mit dem Einatmen kehrt man in die Ausgangsposition zurück und wechselt die Seiten.

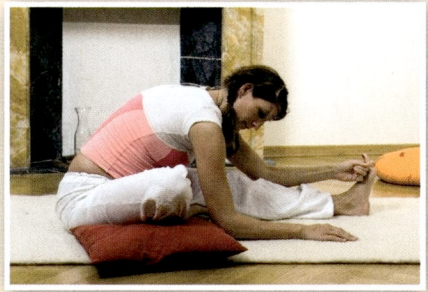

### Variante

Mit dem Einatmen den linken Arm gestreckt am linken Bein entlang führen, der rechte Arm geht gestreckt nach oben, Blick zur rechten Hand. Einige Atemzüge halten und die Dehnung verstärken. Mit der Ausatmung die Haltung nach oben auflösen und die Seiten wechseln.

**Beachten**: Ziel ist es, den Rumpf möglichst weit nach vorne (nicht über das Bein!) zu bringen und nicht, den Kopf zu den Knien zu führen, da dies zu einer Krümmung der Wirbelsäule führen würde.

**Info**: Diese Variante der Vorbeuge dehnt die Muskeln des Becken- und Hüftbereichs als Vorbereitung auf die Geburt und kräftigt die Muskulatur in Brust und Bauch. Sie können durch diese Übung auch den Druck lindern, der durch Bewegungen und Tritte Ihres Babys entsteht und es anregen, sich in die Kopflage zu drehen.

### Kobra (Bhujangasana)

**Hilfsmittel**: Kissen

**Ausgangsposition**: Kniestand: Das linke Knie stützt auf einem Kissen, das rechte

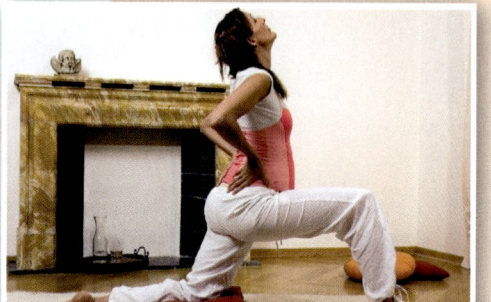

Bein ist aufgestellt. Die Hände stützen in der Seite, Bauch- und Gesäßmuskulatur sind angespannt.

**Übungsdurchführung**: Gehen Sie in eine leichte Oberkörperrückbeuge, bei der die Lendenwirbelsäule stabil bleibt. Die Dehnung findet im Brust- und Halswirbelsäulenbereich statt.

**Beachten**: Im zweiten Trimester sollte man die Kobra nicht mehr in Bauchlage, sondern im Kniestand durchführen.

### Die Katze (Majariasana) und die Kuh

**Ausgangsposition**: Vierfüßlerstand

**Übungsdurchführung**: Mit dem Ausatmen das Kinn zur Brust nehmen und den Rücken ganz rund machen – wie einen Katzenbuckel. Stellung kurz halten. Mit dem Einatmen geht der Kopf in die Ausgangslage, der Verlängerung der Wirbelsäule, zurück und der Rücken wird ganz flach. Wiederum kurz halten und wiederholen.

**Info**: Diese Variante der Katzenposition mobilisiert und entspannt die Rückenmuskulatur, entlastet mit zunehmendem Kindsgewicht die Wirbelsäule und ist hilfreich bei Rückenschmerzen. Als Vorbereitung auf die Geburt wird der Beckenbereich lockerer und flexibel. Außerdem gehört die Position der Katze zu den empfehlenswerten aufrechten Gebärhaltungen.

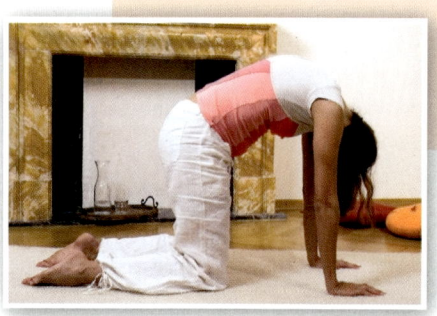

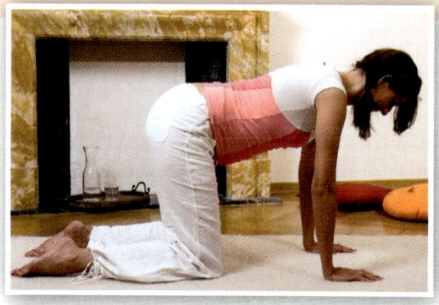

### Halber Drehsitz (Ardha Matsendrasana)

**Ausgangsposition**: Aufrechte Sitzposition, Beine sind gestreckt, rechter Fuß wird rechts neben dem linken Knie aufgestellt (also nicht übergeschlagen).

**Übungsdurchführung**: Der Oberkörper dreht sich in Richtung des nun aufgestellten rechten Beins zur rechten Seite, der Blick geht über die rechte Schulter, jedoch

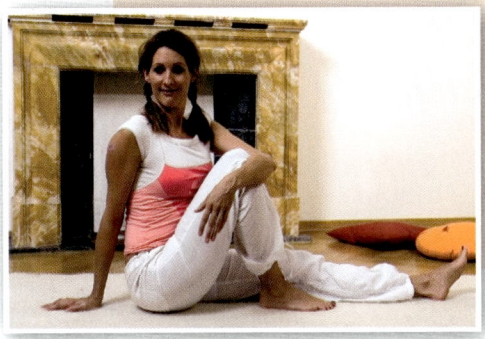

entspannt und nicht zu weit. Der linke Arm kann das rechte Knie umfassen und sanft an den Körper heranziehen, so dass sich die Dehnung in der Gesäßmuskulatur verstärkt. Die Sitzbeinhöcker bleiben am Boden, das Becken ist stabil und nur die Schulterachse und der Kopf drehen. Die Position einige Atemzüge halten und lösen, dann die Seiten wechseln.

### Dreieck (Trikonasana)

**Hilfsmittel**: Yogablock – ein Stapel Bücher oder ein anderer fester Gegenstand tun es ebenso.

**Ausgangsposition**: Weite Grätschstellung neben dem Block, rechter Fuß 90° nach außen gedreht, linken Fuß um 45° eingedreht. Rechter Arm in Schulterhöhe zur Seite gestreckt, linke Hand ruht entspannt seitlich auf dem Brustkorb.

**Übungsdurchführung**: Mit dem Ausatmen wird der Körper nach rechts gebeugt, die rechte Hand stützt auf dem Yogablock. Die Stellung einige Atemzüge lang halten.

Dann die linke Schulter nach hinten, die rechte Hüfte nach vorne führen und den linken Arm zur Decke strecken. Der Kopf bleibt in der Verlängerung der Wirbelsäule, der Blick geht nach oben zur linken Hand. Auch diese Haltung einige Atemzüge halten und mit dem Einatmen die Haltung lösen und zur anderen Seite wiederholen.

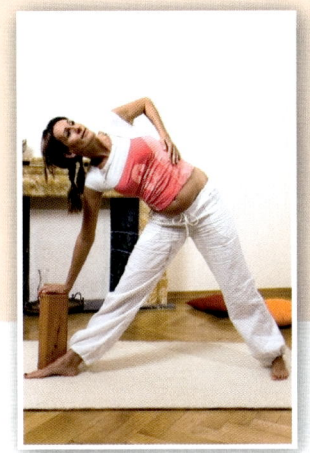

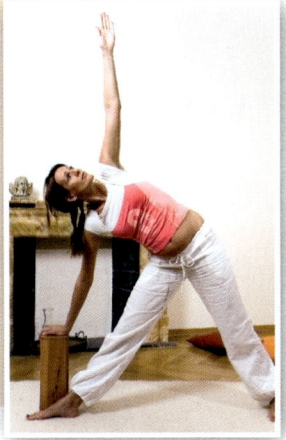

### Krieger (Virabhadrasana)

**Hilfsmittel**: Stuhl

**Ausgangsposition**: Setzen Sie sich mit weit geöffnet Beinen auf den Stuhl. Nach rechts drehen, so dass die rechte Kniekehle an der Sitzkante liegt. Das rechte Bein ist gebeugt, das linke wird nach hinten gestreckt. Der rechte Fuß ist um 90° nach vorne, der linke um 45° eingedreht.

**Übungsdurchführung**: Nun den rechten Arm nach vorne, den linken nach hinten strecken und über den rechten Arm in den Raum schauen. Die Stellung einige Atemzüge halten, langsam auflösen und die Seiten wechseln.

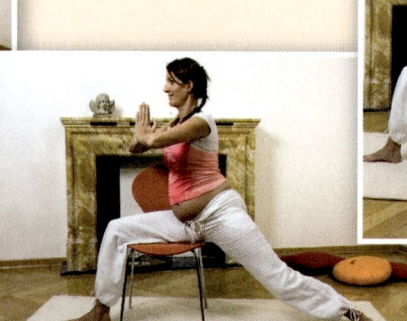

### Variante

Aus der Grundposition bringen Sie die Hände in Gebetshaltung, indem Sie die Handflächen vor der Brust gegeneinander legen. Mit der Einatmung bringen Sie die Hände über den Kopf, strecken die Arme ganz aus. Der Blick geht zu den Händen. Die Stellung kurz halten und mit der Ausatmung die Hände wieder vor die Brust zum Herzchakra bringen.

### Schmetterling (Bhadrasana)

**Ausgangsposition**: Rückenlange, Gesäß und Füße an einer Wand, Füße deutlich über hüftbreit geöffnet.

**Übungsdurchführung**: Lassen Sie die Knie entspannt nach außen fallen und verstärken Sie die Dehnung, indem Sie allmählich die Knie mit den Händen sanft nach außen unten ziehen.

**Beachten**: Der Kopf bleibt entspannt am Boden liegen.

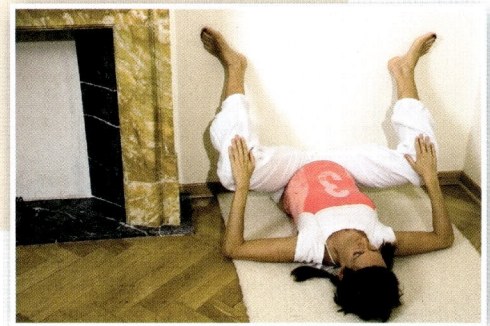

### Der Baum (Vrikshasana)

**Hilfsmittel**: Stuhl

**Ausgangsposition**: Im Stand das rechte Knie auf die Sitzfläche des Stuhls legen (so wird es einfacher das Gleichgewicht zu halten).

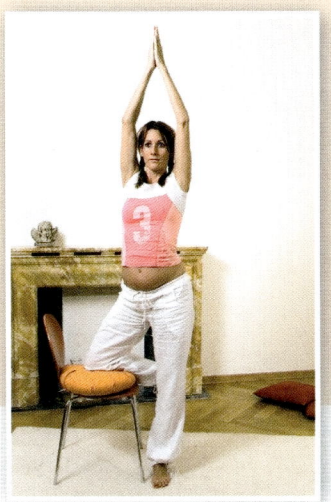

**Übungsdurchführung**: Die Arme mit der Einatmung seitlich über den Kopf führen. Die Schultern bleiben entspannt, die Handflächen werden gegeneinander gelegt. Stellen Sie sich in der Position vor, wie Sie sich mit Ihren Wurzeln in den Boden ausbreiten und dort immer mehr Raum einnehmen, so wie auch Ihr Baby in Ihnen mehr Raum einnimmt. Halten Sie die Position einige Atemzüge lang, dann langsam lösen und die Seite wechseln.

*Abschlussentspannung*

**Hilfsmittel**: Kissen oder Stillkissen, Decke

**Ausgangsposition**: Wenn Sie noch nicht sehr zugenommen haben, können Sie die

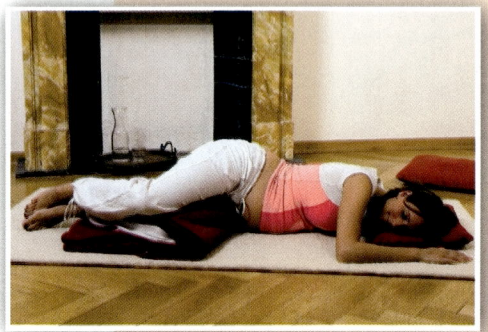

abgewandelte Totenstellung aus dem ersten Trimester einnehmen. Wenn der Bauch dicker wird und damit die Gefahr für das Vena Cava Syndrom (s. S. 91) erhöht ist, legen Sie sich besser auf die linke Seite. Der Kopf liegt auf einem flachen Kissen. Die Beine sind leicht gebeugt, das untere liegt bequem auf einer Decke. Zwischen den Knien können Sie die Position noch durch ein weiteres Kissen (z.B. auch ein Stillkissen) unterstützen.

**Übungsdurchführung**: Gehen Sie in der Abschlussentspannung noch mal die Fragen aus der Eingangsentspannung durch. Bringen Sie danach die Aufmerksamkeit zu Ihrem Baby: Können Sie es wahrnehmen? Wo liegt es? Ist es ruhig oder in Bewegung? Atmen Sie ganz bewusst in Richtung Ihres Kindes und machen Sie sich bewusst, wie es mit jedem Ihrer Atemzüge mit Sauerstoff versorgt wird. Um die Entspannung zu beenden und in den Alltag zurückzukehren machen Sie ein paar tiefe Atemzüge, bewegen Sie Finger und Füße, öffnen Sie die Augen und stehen über die Seite langsam auf.

*Abschlussmeditation*
(s. S. 90)

# Das dritte Trimester
## (29.–40. Schwangerschaftswoche)

Im letzten Abschnitt der Schwangerschaft wird es für viele Frauen schwer – im wahrsten Sinne des Wortes. Das Bauchvolumen nimmt zu. Durch eine veränderte Körperhaltung und -statik treten häufig Rückenprobleme oder Nackenschmerzen auf. Es kann zu einer erhöhten Wasseransammlung im Gewebe kommen, geschwollene Finger, Hände, Beine und Füße sind nicht selten.

Viele Frauen haben durch geringere körperliche Bewegung Schlafprobleme und dadurch ein starkes Müdigkeitsempfinden.

## Allgemeiner Sportarten-Check

### Aerobic

Ein leichtes Low-Impact-Training ist nach wie vor möglich. Von Angeboten wie Step, Body-Forming und Bauch-Beine-Po sollten Sie jetzt absehen. Vorsicht ist bei Kombinationen mit vielen Drehungen geboten, da manche Experten befürchten, dass sich bei diesen die Nabelschnur um den Hals Ihres Babys wickeln könnte. Deshalb Drehungen lieber durch Schritte am Platz ersetzen.

### Gerätetraining

Gerätetraining ist immer noch möglich, allerdings sollten Sie im letzten Trimester vollständig auf Bauchmuskelübungen verzichten. Die Beine sollten nach wie vor gut trainiert werden, denn kräftige Bein- und Gesäßmuskeln helfen Ihnen bei der Geburt, aufrechte Gebärpositionen länger durchzuhalten.

### Radfahren

Radfahren können Sie immer noch – wenn Sie mögen bis zur Geburt. Spätestens im dritten Trimester wird der Bauch Sie jedoch vermutlich vom Rennradfahren abhalten und auf ein weniger sportliches Modell umsteigen lassen. Wenn Sie das Auf- und Absteigen schwierig finden, steigen Sie zumindest für einige Monate auf ein Damenrad ohne Stange um. Übrigens: Im Gegensatz zur fortgeschrittenen Schwangerschaft ist nach der Geburt die Haltung auf dem Rennrad besonders empfehlenswert, da in dieser Position der Druck auf die von der Geburt geschwächten Beckenbodenmuskeln geringer ist.

*Skilaufen*

Skipisten sind im letzten Trimester nicht mehr empfehlenswert. Langlauf ist jedoch nach wie vor ohne Bedenken möglich.

## Rund ums Laufen

Viele Frauen fühlen sich in der letzten Phase der Schwangerschaft zunehmend weniger in der Lage, körperliche Arbeit zu leisten. Der Bauchumfang nimmt stetig zu und das Gewicht hat sich mittlerweile auch um 10–15 Kilogramm erhöht. Durch das Hormon Relaxin sind die Gelenke beweglicher und die Bänder elastischer geworden. Jetzt wird es Zeit, die sportliche Belastung ein wenig zu reduzieren. Das heißt nun nicht, dass diese Umstellung vom ersten Tag der 29. Schwangerschaftswoche erfolgen muss. Machen Sie diese Entscheidung von ihrem Körpergefühl abhängig.

Ersetzten Sie ihre Jogging-Trainingseinheiten langsam durch ein Nordic Walking Programm. Denn anders als beim Joggen, hat man beim Nordic Walking keine Flugphase, da immer ein Bein am Boden ist. Starke Erschütterungen, die häufig als unangenehm empfunden werden, bleiben aus. Dadurch werden die jetzt schon sehr beanspruchten Gelenke und Bänder geschont.

Sowohl die Belastungsintensität, als auch die Belastungsdauer sollten allmählich etwas verringert werden. Sie werden selber merken, dass Sie schneller aus der Puste kommen. Um Ihrem Kind eine ausreichende Sauerstoffversorgung zu gewährleisten, sollten Sie sich unbedingt an den Talk-Test halten. Die Trainingseinheiten orientieren sich weiterhin an dem schon aus dem ersten Trimester beschriebenen Ablauf.

Grundsätzlich können alle der im ersten und zweiten Trimester beschriebenen Übungen im Bereich des Nordic Walking Trainingsprogramms auch noch in der letzten Phase der Schwangerschaft durchgeführt werden. Diejenigen, bei denen der Bauch im Wege ist, können getrost weggelassen oder ggf. durch die folgenden Übungen ersetzt werden.

*Kräftigungsübungen*

### Unterer Rücken (Latissimus), dynamisch

**Ausgangsposition**: Große Schrittstellung, Knie leicht gebeugt, Stöcke waagerecht breit über dem Kopf greifen. Handflächen zeigen nach vorne. Oberkörper gerade nach vorne neigen, Grundspannung in Bauch und Gesäß.

**Übungsdurchführung**: Arme in den Nacken ziehen und wieder strecken, Spannung in den Armen nach außen aufbauen (Hände ziehen ohne tatsächliche Bewegung auseinander).

**Beachten**: Unterer Rücken bleibt gerade, kein Hohlkreuz, Ellenbogen zeigen immer nach außen.

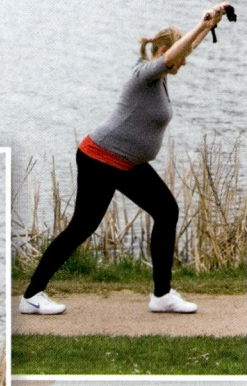

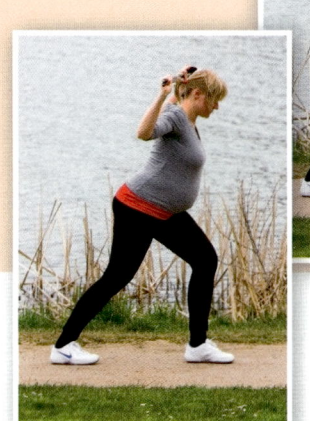

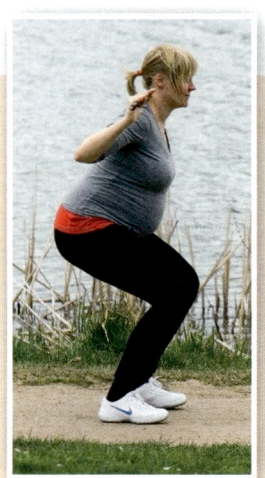

### Oberschenkelvorderseite, Oberschenkelrückseite (Quadriceps, Ischiokrurale Muskulatur); dynamisch

**Ausgangsposition**: Hüftbreiter Stand, Beine parallel und im Knie leicht gebeugt, Ganzer Fuß immer am Boden, Stöcke zusammen waagerecht auf den Schultern ablegen. Grundspannung in Bauch und Gesäß.

**Übungsdurchführung**: Knie bis auf 90° beugen und langsam zur Ausgangsposition strecken. Der Oberkörper neigt sich dabei mit geradem Rücken etwas nach vorne. Bewegung ist jedoch eine Hoch-Tief-Bewegung.

**Beachten**: Kein Hohlkreuz, Knie leicht nach außen gedreht.

*Dehnübung*

### Oberschenkelrückseite, Waden (Ischiokrurale Muskulatur, Gastrocnemius)

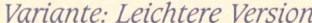

**Dehnposition**: Schrittstellung, hinteres Bein ist leicht gebeugt, Zehenspitze zeigt nach vorne, vorderes Bein ist gestreckt, Zehenspitze wird zum Körper gezogen, Stöcke zusammen waagerecht auf dem Rücken oberhalb des Gesäßes ablegen, Oberkörper mit geradem Rücken nach vorne neigen bis ein leichter Muskelzug im Oberschenkel entsteht.

**Beachten**: Schultern zurücknehmen, keinen runden Rücken machen.

### Variante: Leichtere Version

**Dehnposition**: bleibt identisch. Aber nun vorderes Bein auf eine Erhöhung (Baumstumpf, Bordstein) ablegen.

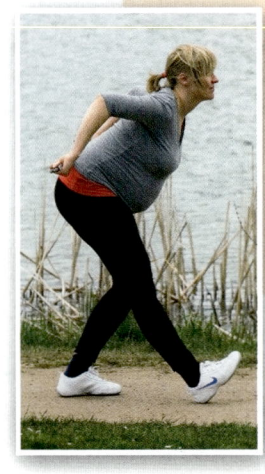

## Schwangerschaftsgymnastik

Im letzten Schwangerschaftsabschnitt haben wir in unserer Übungsreihe den Schwerpunkt auf geburtsvorbereitende Übungen und Beckenbodenübungen gelegt.
Gleichzeitig wirken die Übungen entstauend auf die Gefäße, um Wasseransammlungen zu mildern und die Rückenmuskulatur zu entlasten.

Das Aufwärmprogramm übernehmen Sie bitte von Seite 58 ff.

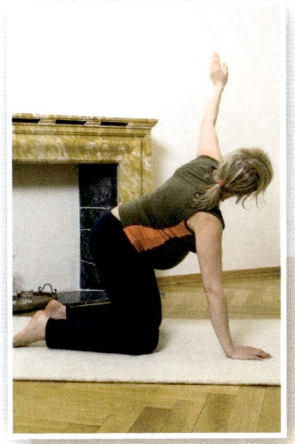

### Entstauende Übung für den Nacken-Brustbereich, sowie für die Arme

**Ausgangsposition**: Vierfüßlerstand, Kopf in Verlängerung der Wirbelsäule

**Übungsdurchführung**: Spannen Sie den Beckenboden an, indem Sie bei der Einatmung den Nabel zur Wirbelsäule ziehen. Führen Sie nun den linken Arm weit unter ihrem Körper in Brusthöhe durch und folgen der Bewegung mit dem Blick, die Handinnenfläche zeigt dabei nach oben. Die Schulterblätter ziehen auseinander. Verweilen Sie eine Atemlänge in der Position.

Bei der nächsten Ausatmung ziehen Sie den Arm wieder zurück und öffnen die linke Seite, indem Sie den Arm lang und weit zur linken Seite nach oben führen. Der Blick folgt der Hand, die Schulterblätter werden zusammengezogen.

Wiederholen Sie die Übung 5 mal und wechseln dann die Seite.

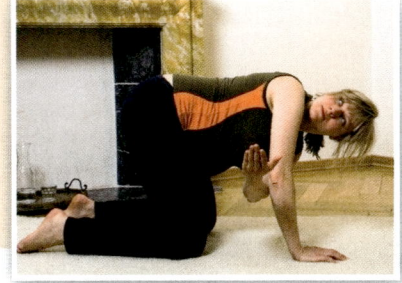

## Entstauende Übung für den Nacken-Brustbereich, sowie für die Arme

**Ausgangsposition**: Vierfüßlerstand, Kopf in Verlängerung der Wirbelsäule

**Übungsdurchführung**: Spannen Sie den Beckenboden an.

Blicken Sie nun mit bei der Einatmung über die linke Schulter zum Gesäß, Becken und Rippenbogen werden zusammengezogen.

Bei der Ausatmung gehen Sie in die Ausgangsposition zurück. Wechseln Sie die Seite und führen die Übung zu jeder Seite 5 mal aus.

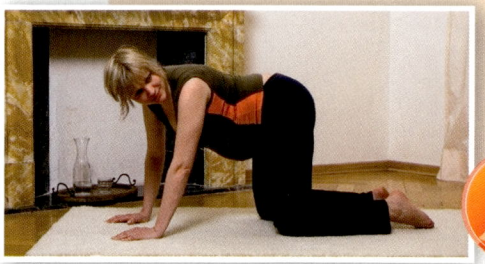
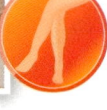

## Entstauungsübung für die Beine und Becken, sowie Schambeinschmerzen

**Hilfsmittel**: Pezziball oder Stuhl

**Ausgangsposition**: Rückenlage, die Füße parallel auf einem Pezziball oder Stuhl aufgelegt

**Übungsdurchführung**: Heben Sie das Gesäß mit gestreckten Beinen an, bis der Körper eine Linie bildet.

Schultergürtel und Kopf bleiben fest am Boden verankert, die Knie zeigen nach oben.

Heben und senken Sie nun langsam ihr Becken in kleinen Bewegungen.

20 mal wiederholen.

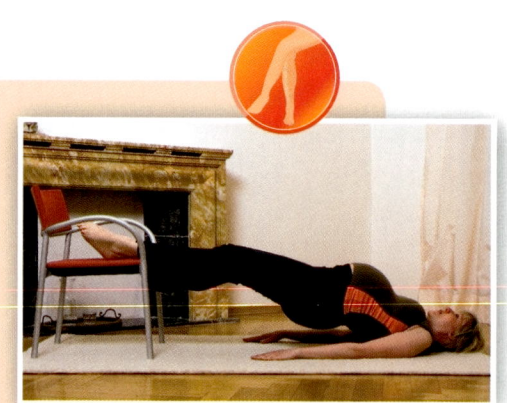

## Beckenboden-Grätsche

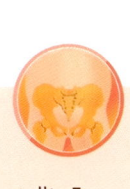

**Ausgangsposition**: Grätschsitz, Beine lang, Hände mit gestreckten Armen zwischen den Beinen am Boden, Rücken lang und mit dem Nacken eine Linie bildend.

**Übungsdurchführung**: Ziehen Sie die Zehenspitzen an und schieben die Fersen vom Körper weg, so dass eine deutliche Dehnung in den Waden entsteht. Gehen Sie mit geradem Rücken so weit wie möglich nach vorne.

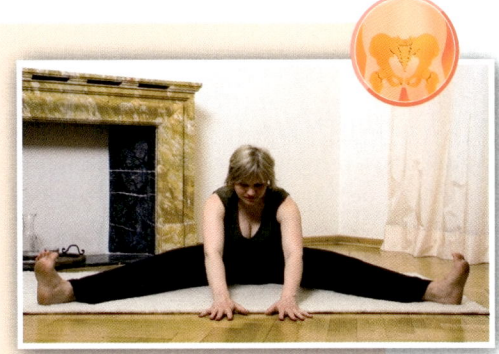

Spannen Sie bei der Einatmung den Beckenboden an, ziehen Sie dabei das Steißbein nach hinten unten, so dass der untere Rücken ganz lang wird. Mit der Einatmung die Spannung wieder lösen und nachspüren.

5–8 mal wiederholen.

## Gedehntes Dreieck

**Hilfsmittel**: Kissen

**Ausgangsposition**: Rückenlage, Beine aufgestellt, Fersen nah am Körper, Rücken lang, Kopf in Verlängerung der Wirbelsäule. Knie fallen locker auseinander (Sie können zur Erleichterung ein Kissen unter die Knie legen). Die Fußsohlen liegen aneinander, die Hände liegen locker auf den Oberschenkeln.

**Übungsdurchführung**: Drücken Sie bei der Einatmung die rechte Ferse gegen die linke und aktivieren Sie die rechte Seite des Beckenbodens, indem Sie den rechten Sitzbeinhöcker zur Mitte hin bewegen. Halten Sie die Spannung 3–4 Atemzüge.

5 Wiederholungen, dann Seitenwechsel.

Führen Sie nun die Übung durch, indem Sie beide Fersen bei der Einatmung aneinander drücken und beide Seiten des Beckenbodens bei der Einatmung aktivieren, indem sich beide Sitzbeinhöcker zur Mitte hin bewegen.

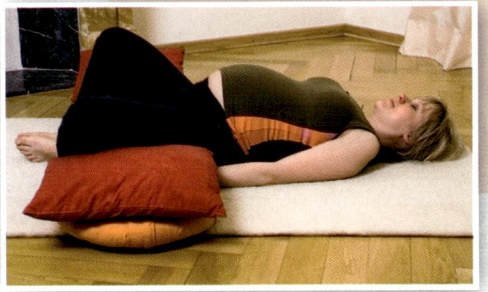

5 Wiederholungen.

Strecken Sie nun die Beine locker aus, legen die Hände auf den Unterbauch und atmen tief zu ihren Händen hin.

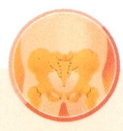

### Hocke

**Hilfsmittel**: Handtuch oder Kissen

**Ausgangsposition**: Hockstellung, falls Sie die Fersen nicht flach auf den Boden abstellen können, legen Sie ein Handtuch oder Kissen unter. Rücken lang, Kopf in Verlängerung der Wirbelsäule.

**Übungsdurchführung**: Legen Sie die Handflächen aneinander und die Ellenbogen zwischen die Knie. Atmen Sie einige Atemzüge tief in Bauch und Becken hinein. Aktivieren Sie bei der Einatmung ihren Beckenboden, indem Sie die Sitzbeinhöcker zueinander ziehen und das Steißbein nach vorne unten ziehen. Halten Sie die Spannung einige Atemzüge lang. Versuchen Sie nun, bei der Einatmung die Knie mit Ihren Ellenbogen auseinander zu schieben und halten Sie mit den Knien diesem Druck entgegen, bei der Ausatmung lassen Sie den Druck nach.

10 Wiederholungen

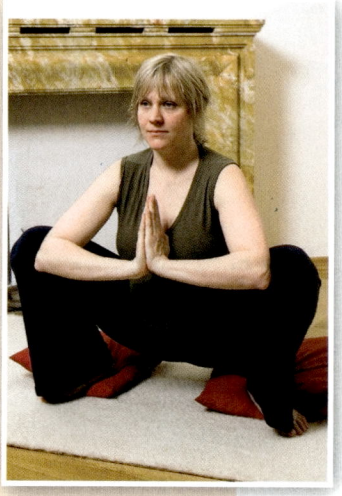

Im Anschluss an das Übungsprogramm führen Sie bitte die Dehnübungen von Seite 63 ff.

## Aquafitness

Eine Trainingseinheit sollte ca. 30–45 min. umfassen, abhängig von dem Fittnessgrad der werdenden Mutter.

*Warm-up (ca. 10 min.)*
- Beginnen Sie mit Gehen. Atmen Sie ruhig und tief in den Bauch hinein. Steigern Sie allmählich das Tempo.
- Krebsgang. Gehen Sie seitwärts. Die Arme werden zur Seite gestreckt gehalten.
- Seitkreuzschritt. Ähnlich wie in der Übung zuvor gehen Sie seitwärts, setzen jedoch im Wechsel mal den linken und mal den rechten Fuß über.
- Mühlrad. Gehen Sie zügig durchs Wasser. Die Arme ziehen große Kreise. Erhöhen Sie den Widerstand, indem Sie die Hände zu kleinen Schaufeln formen. Variieren Sie vorwärts laufen, Arme kreisen rückwärts oder rückwärts laufen, Arme kreisen vorwärts.

*Hauptteil (ca. 20 min)*
Wiederholungen der Übungen ca. 10–20 mal.

*Kräftigungsübungen*
Ergänzen Sie die Übungen aus den vorherigen Trimestern mit folgenden Übungen:

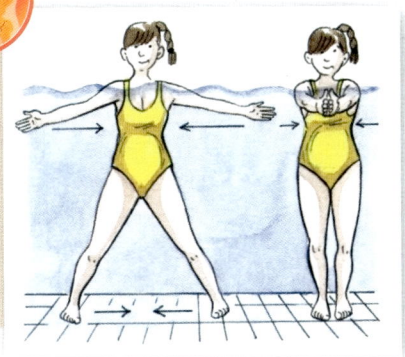

### Kräftigung der Beckenboden- und Gesäßmuskulatur (Glutaen); Hampelmann (gleichseitige Arm- und Beinbewegung)

**Ausgangsposition**: Beine werden weit gegrätscht. Arme sind zur Seite ausgestreckt.
**Übungsdurchführung**: Beine werden geschlossen und gleichzeitig werden die gestreckten Arme knapp unter der Wasseroberfläche vorne zusammengeführt.

*Kräftigung der Beckenboden- und Gesäßmuskulatur
(Glutaen); Hampelmann (gegengleiche Arm- und Beinbewegung)*

**Ausgangsposition**: Beine werden weit gegrätscht. Arme sind nach vorne ausgestreckt.

**Übungsdurchführung**: Beine werden geschlossen und gleichzeitig werden die gestreckten Arme knapp unter der Wasseroberfläche zur Seite geführt.

*Kräftigung der Brust-, Rücken- (Trapezius), und Oberschenkelmuskulatur(Quadrizeps, Ischiokrurale Muskulatur)*

**Ausgangsposition**: Beine sind in Schrittstellung. Arme sind gestreckt knapp unter der Wasseroberfläche. Grundspannung in Bauch und Gesäß.

**Übungsdurchführung**: Schaukelbewegung vom vorderen aufs hintere Bein und wieder zurück. Beim nach vorne Schaukeln schieben die gestreckten Arme das Wasser nach vorne. Beim zurück Schaukeln ziehen die Arme nach hinten. Nach den Wiederholungen Beinwechsel.

*Kräftigung der Innenschenkel und Hüften (Iliopsoas);
Schuhplattlerin vor dem Körper*

**Ausgangsposition**: Beine stehen parallel. Die Arme sind leicht gebeugt nach vorne gerichtet und liegen auf der Wasseroberfläche.

**Übungsdurchführung**: Das linke Bein wird angehoben. Der Unterschenkel wird dabei zur Innenseite hochgezogen. Gleichzeitig wird die rechte Hand zum linken Fuß geführt. Danach Seitenwechsel.

*Kräftigung der Oberschenkelrückseite (Ischiokrurale Muskulatur);
Schuhplattlerin hinter dem Körper*

**Ausgangsposition**: Beine stehen parallel. Die Arme sind leicht gebeugt nach vorne gerichtet und liegen auf der Wasseroberfläche.

**Übungsdurchführung**: Bewegungsablauf wie in der zuvor beschriebenen Übung nur hinter dem Körper. Linker Fuß wird zum Gesäß gezogen, gleichzeitig wird die rechte Hand zum linken Fuß geführt.

### Kräftigung der Arm-Schultermuskulatur

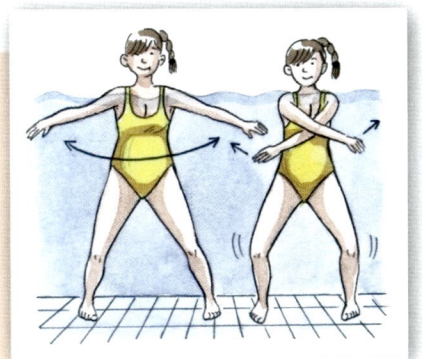

**Ausgangsposition**: Beine sind in einer Grätschstellung, Knie leicht gebeugt. Die Arme werden seitlich vom Körper gestreckt. Grundspannung in Bauch und Gesäß.

**Übungsdurchführung**: Die Arme schwingen vor dem Körper. In den Knien wird leicht mitgefedert.

**Beachten**: Hohlkreuz vermeiden, aufrechte Körperhaltung.

*Cool-down (ca. 10–15 min)*

### Joggen im Stand, dazu wechselnde Armbewegungen

*Dehnungs- und Beweglichkeitsübungen*

### Dehnung der Rückenmuskulatur

**Ausgangsposition**: Mit dem Gesicht zum Rand stehen, Hände halten sich mit gestreckten Armen am Beckenrand oder der Überlaufrinne fest. Beine sind gegrätscht.

**Übungsdurchführung**: Den Körper langsam nach hinten „fallen" lassen. Beine bleiben dabei gestreckt. Bei dieser Übung darf der Rücken ruhig rund gemacht werden!

### Dehnung der Brustmuskulatur

**Ausgangsposition**: Mit dem Rücken zum Rand stehen, Hände halten sich mit seitlich gestreckten Armen am Beckenrand oder der Überlaufrinne fest. Beine sind hüftbreit und Knie leicht gebeugt.

**Übungsdurchführung**: Den Körper langsam nach vorne „fallen" lassen.

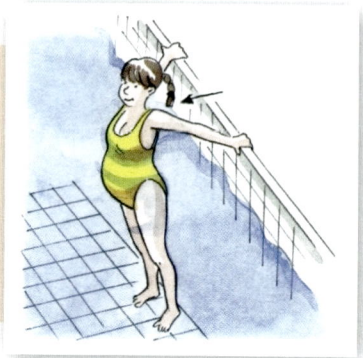

*Entspannungsübungen*
(s. S. 34/35).

Ausklang (ca. 3 min)

## Yoga

### Ankommen

**Hilfsmittel**: Kissen

**Ausgangsposition**: Totenstellung (Shavasana) in abgewandelter Form

- Seitenlage
- Oberes Knie angewinkelt, eventuell auf einem Kissen abgelegt
- Beide Arme angewinkelt
- Kopf entspannt auf einem oder beiden Armen ablegen

**Übungsdurchführung**: Gedankenspaziergang siehe 1. Trimester (S. 72).

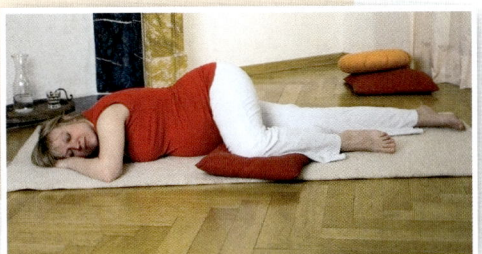

*Pranayama*

Eine gute Möglichkeit, um den Fokus der Atmung auf eine lange, ruhige Ausatmung zu legen und insgesamt die Atmung zu vertiefen, ist, die Atmung mit den Tönen von Vokalen oder Silben zu verbinden oder mit einem Summton auszuatmen. Atmen mit Tönen zu verbinden ist außerdem eine wichtige Übung, um sich bereits vor der Geburt zu trauen, Laute von sich zu geben oder „laut zu werden", was in unserem Kulturkreis wenig geübt ist, aber unter den Kontraktionen der Geburt für die Schmerzbewältigung von großer Bedeutung ist. Zum einen führt das Öffnen des Mundes zur Entspannung der Beckenbodenmuskulatur, zum anderen hilft Atmen mit Tönen, das Schreien zu vermeiden. Schreien führt dazu, dass sich die gesamte Muskulatur des Körpers anspannt, besonders die Atemhilfsmuskulatur und die Muskeln des Gesichts und des Brustkorbs. Diese Anspannung und Verkrampfung ist jedoch für die notwendige Entspannung und das Loslassen bei der Geburt kontraproduktiv.

## *Atmen mit Tönen in verschiedenen Gebärhaltungen*

**Ausgangsposition**: Knie-Ellenbogenstand, Vierfüßlerstand oder breite Squat-position

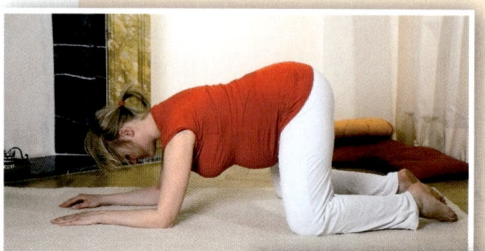

**Übungsdurchführung**: Tief einatmen und mit der Ausatmung das Mantra „Ma" tönen, das als besonders geeignet unter der Geburt gilt, da es das Öffnen und Loslassen unterstützt und wie ein „Ja" zum Kind ist.

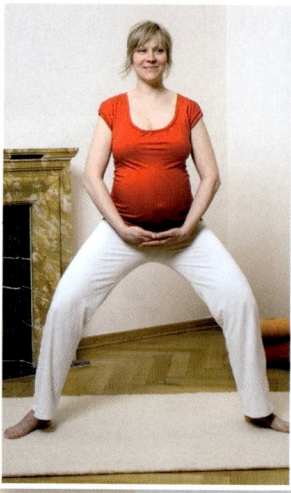

## *Wehensimulationsübung*

**Hilfsmittel**: Kissen

**Ausgangsposition**: einfacher Sitz (die Knie können mit Kissen gestützt werden), Arme auf Schulterhöhe in der Seithalte. Schultern entspannt, die Handflächen zeigen nach unten, die Kiefermuskeln sind locker.

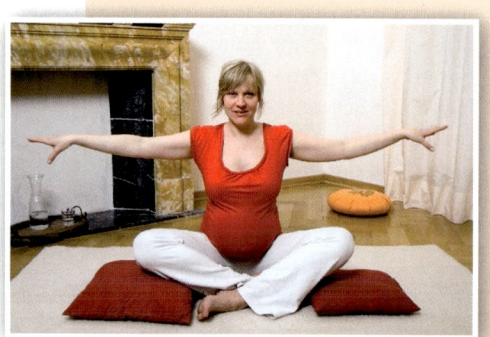

**Übungsdurchführung**: Die Arme in kleinen Bewegungen nach hinten kreisen. Mit dem Einatmen tönt man das Mantra „Sat", mit dem Ausatmen „Nam", was soviel bedeutet wie „wahres Selbst". Mit der Einatmung stellt man sich vor, ganz viel Energie und Kraft aufzunehmen, mit der Ausatmung Anspannung, Schmerz und Angst abzugeben.

**Info**: Die Wehensimulationsübung hilft dabei, das Durchhaltevermögen in den Wehen während der Geburt zu stärken und wird deshalb im Laufe des Übens von 1 Minute auf bis zu 5 Minuten gesteigert.

*Die Eingangsmeditation*
siehe 1. Trimester (S. 74)

*Aufwärmen*

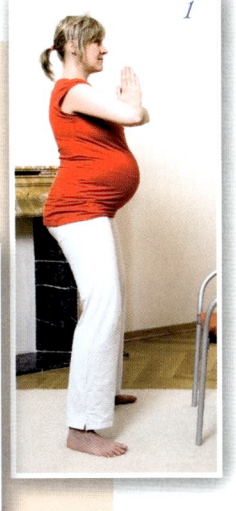

### Sonnengruß (Suryanamaskar) in abgewandelter Form

**Hilfsmittel**: Stuhl

**Beachten**: Führen Sie den Sonnengruß zum Ende der Schwangerschaft hin nur noch langsam aus. Sie können ihn zudem durch die Verwendung eines Stuhls unterstützen.

1. **Ausatmen**: Aufrechter Stand, Beine weit geöffnet, Knie deutlich gebeugt, das Gewicht ist gleichmäßig auf den Füßen verteilt. Die Handflächen werden mit dem Ausatmen in Brusthöhe gegeneinander gelegt, berühren den Körper jedoch nicht.

2. **Einatmen**: Arme und Hände öffnen, langsam über den Kopf in die U-Halte heben. Die Schultern bleiben entspannt, die Schulterblätter ziehen leicht nach hinten unten. Hohlkreuzstellung und Rückbeuge vermeiden: der Unterkörper bewegt sich nicht, die Beine bleiben gebeugt, der Blick bleibt nach vorne gerichtet.

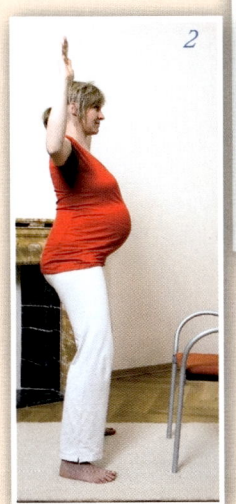

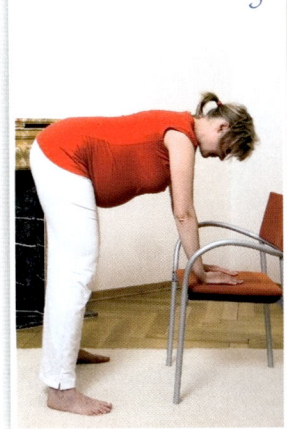

3. **Ausatmen**: Oberkörper nach vorne beugen, Hände auf die Sitzfläche des Stuhls stützen.

4. **Einatmen**: Das rechte Bein geht nach hinten, die Ferse zieht Richtung Boden, das linke Knie ist gebeugt, die Hände stützen weiterhin auf dem Sitz. Der Blick geht nach oben zur Sonne.

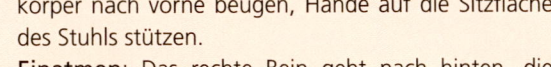

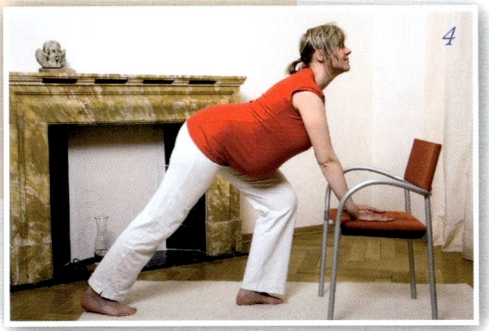

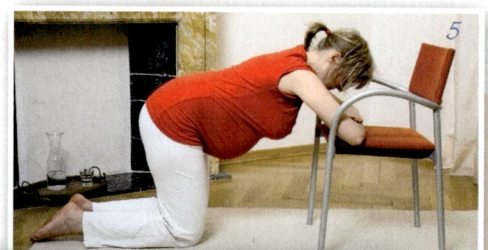

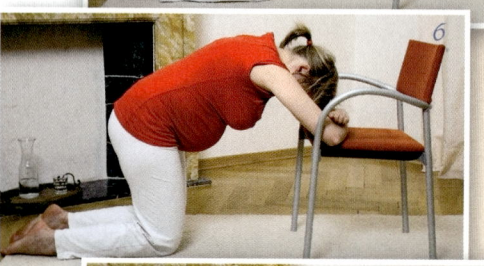

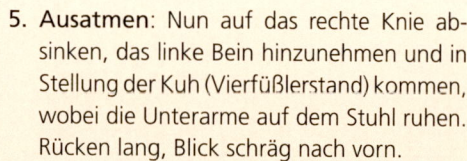

5. **Ausatmen**: Nun auf das rechte Knie absinken, das linke Bein hinzunehmen und in Stellung der Kuh (Vierfüßlerstand) kommen, wobei die Unterarme auf dem Stuhl ruhen. Rücken lang, Blick schräg nach vorn.

6. **Einatmen und Ausatmen**: Einatmen und mit dem Ausatmen in die Stellung der Katze kommen, d.h. den Rücken ganz rund machen, das Kinn geht auf die Brust.

7. **Einatmen**: Zurückkommen in die Stellung der Kuh (den Vierfüßlerstand), Rücken lang, Blick geht schräg nach vorne.

8. **Ausatmen**: Zuerst das rechte, dann das linke Bein strecken, dabei einen Schritt nach hinten machen. Die Arme ebenfalls strecken, der Rücken wird ganz lang, Blick zum Boden. Eventuell die Beine leicht beugen.

9. **Einatmen**: Den rechten Fuß nach vorne, den linken nach hinten setzen, rechtes Knie gebeugt, linkes Bein gestreckt, Ferse in Richtung Boden. Der Blick geht nach oben zur Sonne (vgl. Position 4).

10. **Ausatmen**: beide Beine nach vorne geben, der Oberkörper ist nach vorne gebeugt und die Hände stützen auf der Stuhllehne. Beine leicht gebeugt

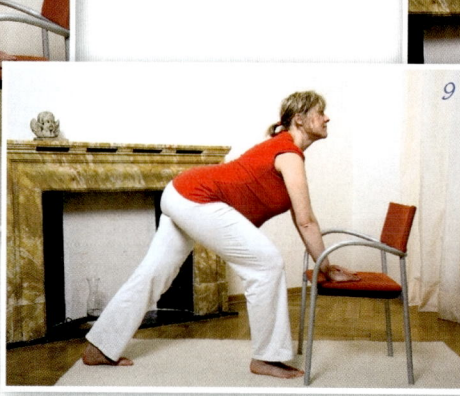

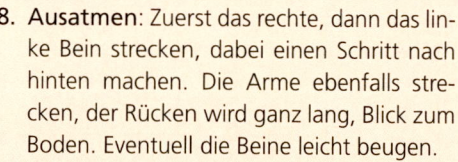

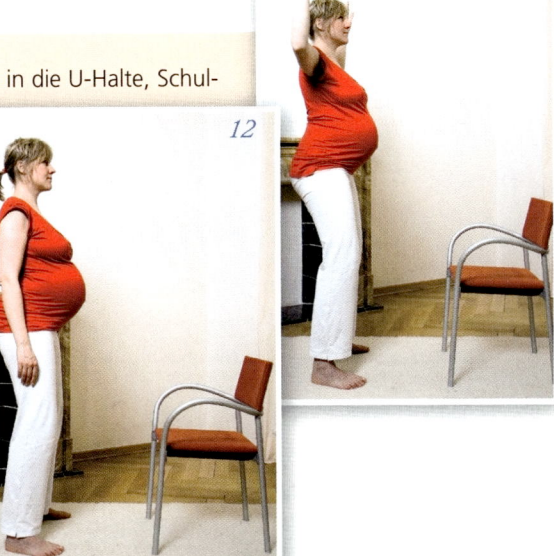

11. **Einatmen**: Arme und Brustkorb heben, Arme in die U-Halte, Schulterblätter zusammen. Der Blick geht nach vorne, die Beine bleiben gebeugt (vgl. Position 2).
12. **Ausatmen**: Arme senken und den Blick weiter nach vorne richten, Kniewinkel beibehalten.

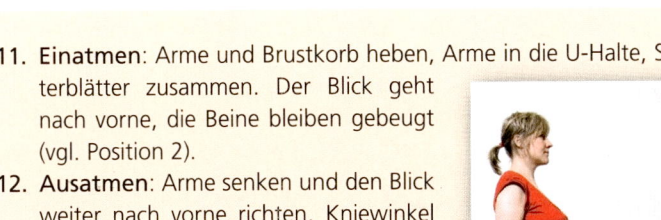

6–8 langsame Runden. Wenn Sie genug haben und sich warm fühlen, legen Sie sich in die abgewandelte, seitliche Entspannungsposition und spüren nach.

*Vorbereitende Asanas*
siehe 1. Trimester (S. 78 ff.).

*Asanas*
Der Schwerpunkt der Asanas im dritten Trimester liegt auf der Geburtsvorbereitung bzw. auf der Geburt selbst. Es sind Stellungen ausgesucht, die Sie effektiv auf die Geburt vorbereiten, indem der Beckenbereich gedehnt wird und aufrechte Gebärhaltungen eingeübt werden. Die vorgestellten Asanas können Sie auch während der Wehen durchführen, da sie schmerzlindernd wirken können.

### Offene Stellung des Kindes (Garbhasana)

**Ausgangsposition**: Stellung des Kindes, wobei jedoch die Beine weit geöffnet sind. Die Unterarme liegen am Boden, die Ellenbogengelenke genau unter den Schultern.

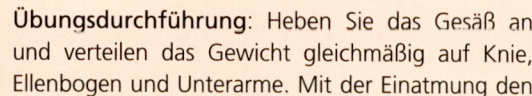

**Übungsdurchführung**: Heben Sie das Gesäß an und verteilen das Gewicht gleichmäßig auf Knie, Ellenbogen und Unterarme. Mit der Einatmung den rechten Arm nach oben Richtung Decke führen, der Blick folgt der rechten Hand, der Daumen zeigt nach vorne. Die Stellung einige Atemzüge lang halten, mit der Ausatmung die Position auflösen und die Seiten wechseln.

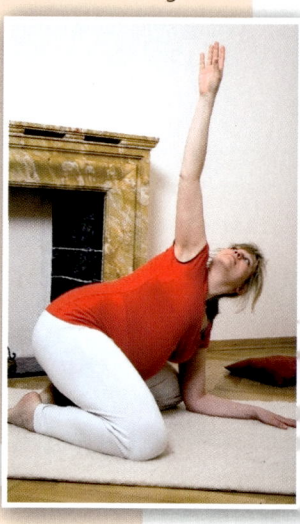

**Info**: Diese Variante der Kindstellung ist zum einen eine Entlastung des Steißbeins, da sich das Gewicht des Babys gleichmäßig auf Arme und Beine verteilt. Sie ist außerdem eine gute Übung und Gewöhnung für den Knie-Ellenbogen-Stand als mögliche Geburtshaltung.

### Variante

**Ausgangsposition**: In der offenen Stellung des Kindes liegen die Unterarme verschränkt vor dem Kopf auf dem Boden, die Stirn ruht auf den Unterarmen.

**Übungsdurchführung**: Mit der Ausatmung führen Sie den rechten Arm so weit es geht gestreckt nach vorne und ziehen gleichzeitig das Steißbein zur Decke, so dass der Rücken ganz lang wird. Diese Dehnung einige Atemzüge halten und die Seiten wechseln.

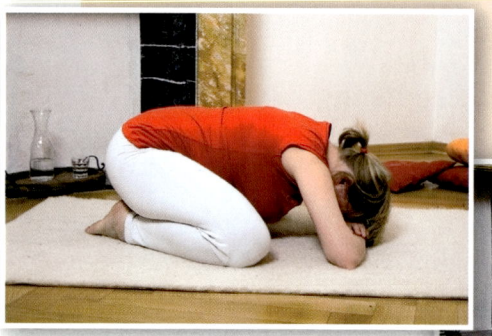

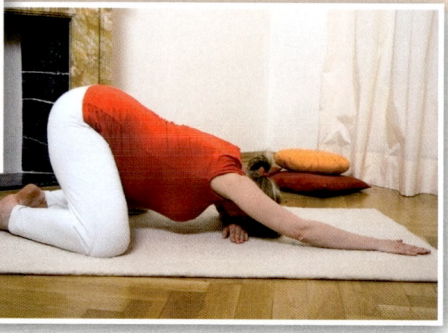

### Hund im Stand (Adho Mukha Svanasana)

**Ausgangsposition**: Etwa einen Meter vor einer Wand, die Hände liegen weit geöffnet über Kopfhöhe an der Wand. Beine ebenfalls weit geöffnet, Knie gebeugt, Steißbein zieht nach oben zur Decke.

**Übungsdurchführung**: Die Hüfte kreisen oder das Becken nach rechts und links schaukeln.

**Info**: Diese Haltung macht den Beckenbereich beweglich und kann unter den Wehen Schmerzen lindern helfen.

### Halbe Vorbeuge (Janu Shirasana)

**Hilfsmittel**: Kissen, Springseil oder Gürtel

**Ausgangsposition**: Auf den Boden setzen, eventuell ein Kissen unter das Gesäß legen. Beine weit gegrätscht, das linke Bein gestreckt, das rechte Bein angewinkelt und aufgestellt.

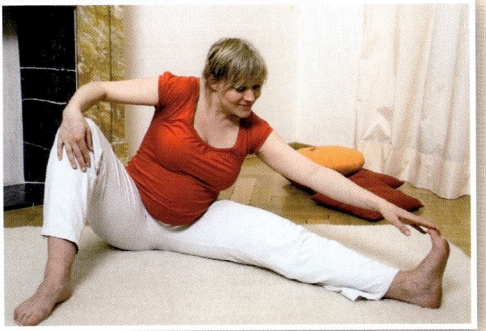

**Übungsdurchführung**: Versuchen Sie mit der linken Hand die Zehen des linken Fußes zu greifen. Gelingt dies nicht, können Sie ein Springseil oder einen Gürtel zur Hilfe nehmen. Mit der rechten Hand das rechte Knie sanft nach außen drücken. Mit der Einatmung die Beckenbodenmuskeln anspannen, mit der Ausatmung entspannen.

**Info**: Diese Variante der halben Vorbeuge stellt eine besonders intensive Möglichkeit dar, den Beckenbereich, Steißbein und Leistengegend zu dehnen.

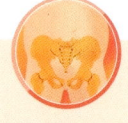

### Schildkröte im Stand (Kurmasana)

**Hilfsmittel**: Stuhl

**Ausgangsposition**: Stand vor einem Stuhl, Beine mehr als hüftbreit geöffnet, Knie leicht gebeugt.

**Übungsdurchführung**: Der gesamte Oberkörper wie auch der Kopf sinken schwer und entspannt nach vorne, die Hände ruhen auf der Sitzfläche des Stuhls, der Rücken ist rund. Macht man in dieser Position bewusst den unteren Rücken rund und zieht mit dem Gesäß nach oben zur Decke, wird die Beckenbodenmuskulatur gedehnt.

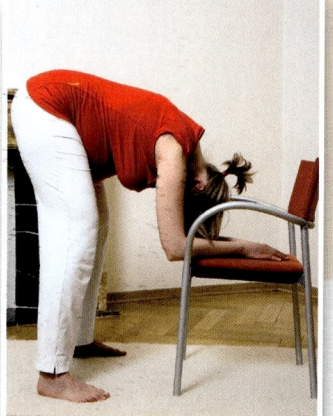

### Kobra (Bhujangasana)

**Ausgangsposition**: Im dritten Trimester führt man die Kobra am besten im Stand aus: Die Beine sind leicht gebeugt und etwas mehr als hüftbreit geöffnet. Die Hände stützen in der Seite, Bauch- und Gesäßmuskulatur sind angespannt.

**Übungsdurchführung**: Nun in eine leichte Oberkörperrückbeuge, bei der die Lendenwirbelsäule stabil bleibt. Die Dehnung findet im Brust- und Halswirbelsäulenbereich statt.

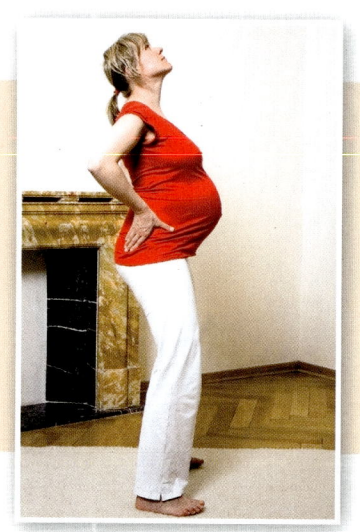

### Katze (Majariasana)

**Ausgangsposition**: Vierfüßlerstand

**Übungsdurchführung**: Den unteren Rücken sanft vor und zurück wiegen oder das Becken nach links und rechts schaukeln.

**Info**: Diese Übung entlastet den Rücken und bietet sich auch besonders unter den Wehen an.

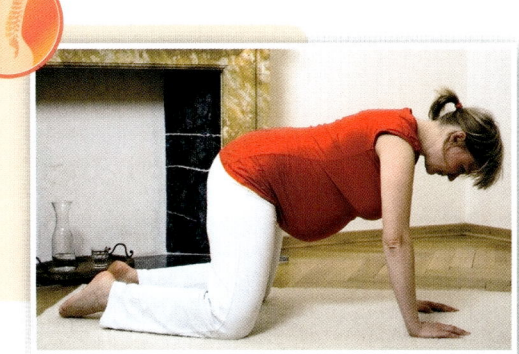

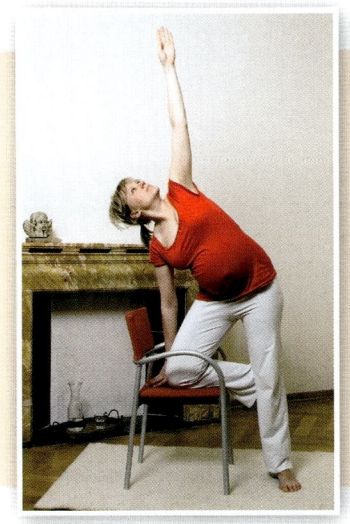

### Dreieck (Trikonasana)

**Hilfsmittel**: Stuhl

**Ausgangsposition**: Seitlich neben einen Stuhl stellen, das rechte Knie darauf legen.

**Übungsdurchführung**: Der linke Arm zieht nach oben zur Decke, der Blick folgt der Hand. Nun senken Sie die rechte Hand langsam zur Sitzfläche ab und platzieren sie neben dem rechten Knie, dabei möglichst die rechte Hüfte vorne lassen und nicht zurückziehen. Die Stellung einige Atemzüge halten, langsam auflösen und die Seiten wechseln.

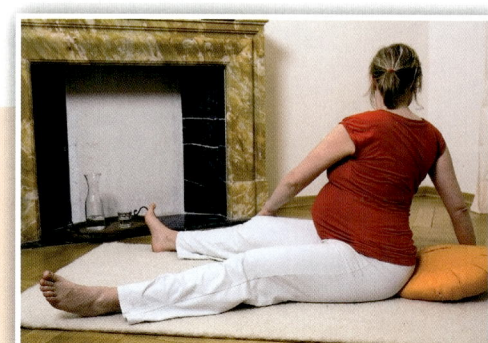

### Drehsitz (Ardha Matsyendrasana)

**Hilfsmittel**: Decke oder Kissen

**Ausgangsposition**: Sitz mit gestreckten Beinen – eventuell eine Decke oder ein Kissen unter das Gesäß legen. Rücken lang.

**Übungsdurchführung**: Legen Sie die linke Hand an die Außenseite des rechten Knies und stützen Sie mit der rechten Hand hinter sich auf dem Boden. Drehen Sie nun den Oberkörper so nach rechts, dass Sie zum rechten Arm schauen können. Die Dehnung einige Atemzüge halten und die Seite wechseln.

### Variante

**Hilfsmittel**: Stuhl

**Ausgangsposition**: Seitlich auf einem Stuhl sitzend oder dahinter stehend.

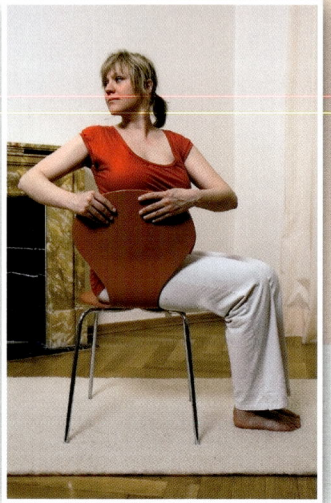

**Übungsdurchführung. Die Hände fassen die Lehne und drehen den Oberkörper sanft zur Seite. Eine andere Möglichkeit ist, vor dem Stuhl zu stehen**: Nun stellt man den rechten Fuß auf den Sitz, die linke Hand stützt am rechten Knie und dreht den Oberkörper sanft zur rechten Seite auf. Der Kopf dreht mit.

**Info**: Mit zunehmendem Bauchumfang wird die Atmung im Sitzen erschwert – weshalb diese Variante zu empfehlen ist.

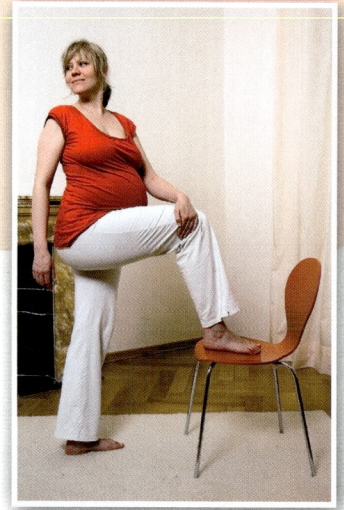

*Krieger an der Wand (Virabhadrasana)*

**Ausgangsposition**: Aufrechter Stand mit dem Gesicht zur Wand, die verschränkten Unterarme locker dagegen legen. Stirn ruht auf den Unterarmen.

**Übungsdurchführung**: Mit dem linken Bein einen Schritt nach hinten machen, das rechte Knie beugen. Die Hüfte bleibt gerade nach vorne ausgerichtet. Mit dem Einatmen führen Sie den linken Arm dicht am Kopf entlang an der Wand nach

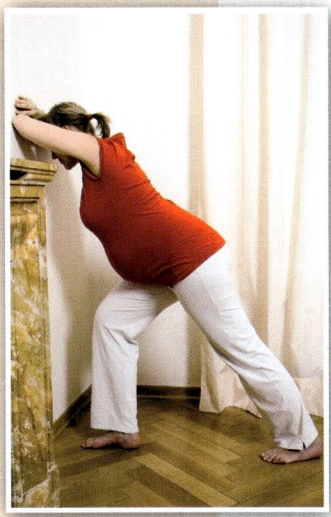

oben, bis der Arm gestreckt ist. Folgen Sie mit dem Blick der linken Hand und drücken Sie die linke Ferse fest in den Boden. Einige Atemzüge halten, wobei die rechte Körperseite ganz entspannt bleibt. Mit der Einatmung die Haltung lösen und die Seiten wechseln.

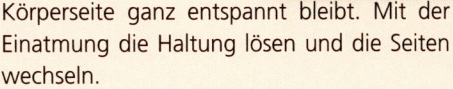

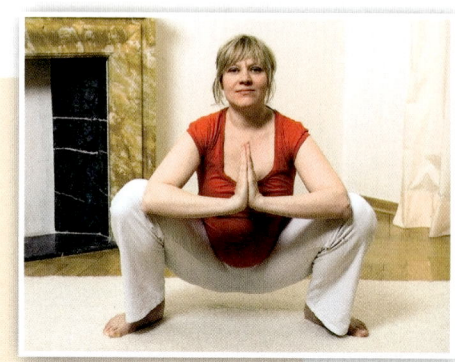

### Die Hocke (Namaskarasana)

**Ausgangsposition**: Weite Grätschstellung, Füße diagonal nach vorne.

**Übungsdurchführung**: Das Gesäß so weit absenken, bis Sie in einer tiefen Hockposition stehen. Durch regelmäßiges Üben findet man nach einiger Zeit leicht ein Gleichgewicht und hält diese Haltung auch über längere Zeit durch.

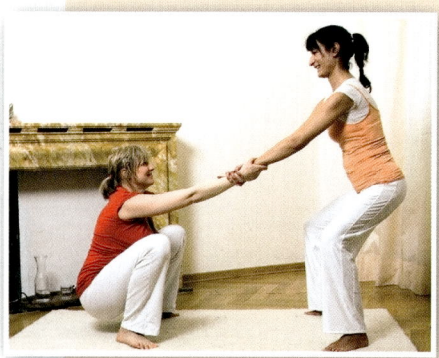

Die Übung kann von einem Partner unterstützt werden, indem dieser vor Ihnen steht und Ihre Hände hält.

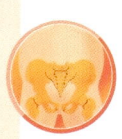

**Beachten**: Wenn die Hocke Ihnen kurz vor der Geburt zu beschwerlich wird, können Sie sie auch auf einem Stuhl sitzend durchführen.

**Info**: Die Hocke gilt als eine der wichtigsten und wirkungsvollsten Übungen im Yoga für Schwangere, insbesondere, weil sie sowohl den Beckenboden dehnt als auch eine ideale, aufrechte Gebärposition darstellt.

### Der Baum (Vrikshasana = Variante auch für die Wehen)

**Ausgangsposition**: Aufrechter Stand vor einem Bett oder einem Stuhl, mit der linken Hand an diesem abstützen.

**Übungsdurchführung**: Mit der Einatmung bringen Sie das rechte Knie seitlich nach oben und legen den rechten Fußrücken auf dem Bett oder dem Stuhl ab. Die Stellung einige Atemzüge halten und dabei das Becken sanft wiegen. Mit der Ausatmung die Haltung auflösen und die Seiten wechseln.

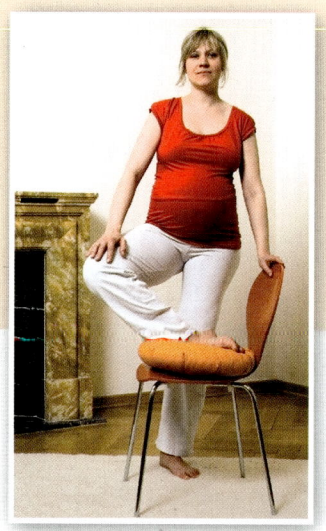

## Abschlussentspannung

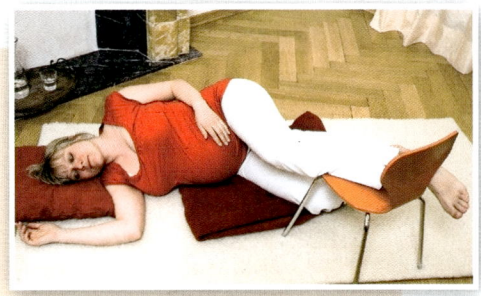

**Hilfsmittel**: Stuhl, Kissen, Decke

**Ausgangsposition**: Auf die linke Seite legen, Kopf liegt bequem auf einem flachen Kissen. Beine leicht gebeugt, unteres Bein wird ebenso wie der Bauch durch eine zusammengefaltete Decke gestützt. Der obere Unterschenkel kann bequem auf einer Decke auf einem Stuhl abgelegt werden.

**Übungsdurchführung**: Gehen Sie in der Abschlussentspannung noch mal die Fragen aus der Eingangsentspannung durch und versuchen Sie ganz bewusst, Kontakt zu Ihrem Baby aufzunehmen. Um die Entspannung zu beenden und in den Alltag zurückzukehren machen Sie ein paar tiefe Atemzüge, bewegen Sie Finger und Füße, öffnen Sie die Augen und rollen Sie sich zum Aufstehen auf die Seite.

### Abschlussmeditation

Ausgangsposition: Einfacher Sitz, eventuell den Rücken an einer Wand stützen. Übungsdurchführung: Schließen Sie die Augen, legen Sie die Hände auf die Knie. Verbinden Sie sich bewusst mit Ihrem Baby, nehmen Sie dessen Bewegungen wahr. Mit jedem Einatmen denken Sie, wie Sie Energie für Ihr Baby aufnehmen und es mit Sauerstoff versorgen, mit jedem Ausatmen stellen Sie sich vor, wie Sie Licht und Liebe zu Ihrem Baby schicken. Zum Abschluss visualisieren Sie eine schöne Situation mit Ihrem Kind, wenn es geboren ist und sagen Sie sich, dass Sie der Geburt mit einem inneren Lächeln begegnen.

# Literatur

Wir haben hier Literatur und Webpages zum Thema Sport und Schwangerschaft bzw. zu den einzelnen Bewegungsprogrammen zusammengestellt, auf die wir uns bezogen haben und die wir zum Weiterlesen empfehlen.

## Allgemeines zum Thema Sport und Schwangerschaft

www.eltern.de

www.sportundschwangerschaft.de

Zeitschrift „ Activ woman" S. 66–71 Mai 2006

Klein, Margarita (2002): *Ich bin schwanger, fit und schön.* Hamburg: rororo.

## Rund ums Laufen

DSV (Hrsg): *DSV nordic aktiv Nordic Walking.* Andrea Kohler. Planegg 2005.

DSV (Hrsg): *Ausbildungsunterlagen für DSV Nordic-Walking-Trainer.* Wörle, Kohler. Planegg 2005.

Gottschall, Christina; Heilig, Sabine; Braun, Alexander (1998): *9 Monate aktiv und fit. Sport in der Schwangerschaft.* München, Wien, Zürich: BLV.

Mommert-Jauch, Petra (2005): *Nordic Walking. Kursleiter-Manual.* Aachen: Meyer& Meyer Verlag.

## Schwangerschaftsgymnastik und Beckenbodentraining

Fehrenbach, Lisa (2007): *Schwangerschaftsgymnastik.* München: Gräfe & Unzer.

Krucker-Manser, Judith; Keller, Yvonne; Seleger, Marita (2007): *Beckenbodentipps vom BDH, Hebammenforum, Karlsruhe.*

Röcker, Anna Elisabeth (2007): *Beckenbodentraining.* Irisana.

Stüwe, Marion (2003): *Gymnastik und Yoga in der Geburtsvorbereitung.* Stuttgart: Hippokrates.

Wessels, Miriam; Oellerich, Heike (2005): *Gymnastik in der Schwangerschaft.* München: BLV.

## Im Wasser: Schwimmen und Aquafitness

Birkner, Hans-Albert; Roschinsky, Johannes (2003): *Handbuch für Aqua-Jogging.* 2. überarbeitete Aufl. Aachen: Meyer & Meyer Verlag.

Bleul-Gohlke, Cornelia (2007): *Wassergymnastik.* 3. Stark überarbeitete Auflage, Wiebelsheim: Limpert.

Eberlein, Sandra (2004): *Aquafitness in der Schwangerschaft.* Aachen: Meyer & Meyer Verlag.

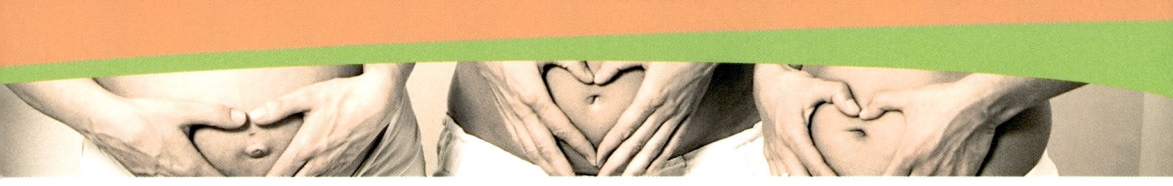

Freitag, Werner (2000): *Schwimmen*. Hamburg: Rowohlt Taschenbuch Verlag.
Melchert, Ute (1997): *Schwangerenschwimmen. Rückbildungsschwimmen*. Band 5, Stuttgart: Ferdinand Enke Verlag.

### Yoga

Freedman, Francoise Barbira (2004): *Yoga in der Schwangerschaft*. München: Dorling Kindersley.
Hölling, Werner; Buskies, Wolfgang (2007): *Yoga: Bewegung, Atmung, Entspannung*. Wiebelsheim: Limpert.
Sivananda Yoga Zentrum (Hg.) (2000): *Yoga*. München: Gräfe & Unzer.

## Die Autorinnen (mit ihren Töchtern)

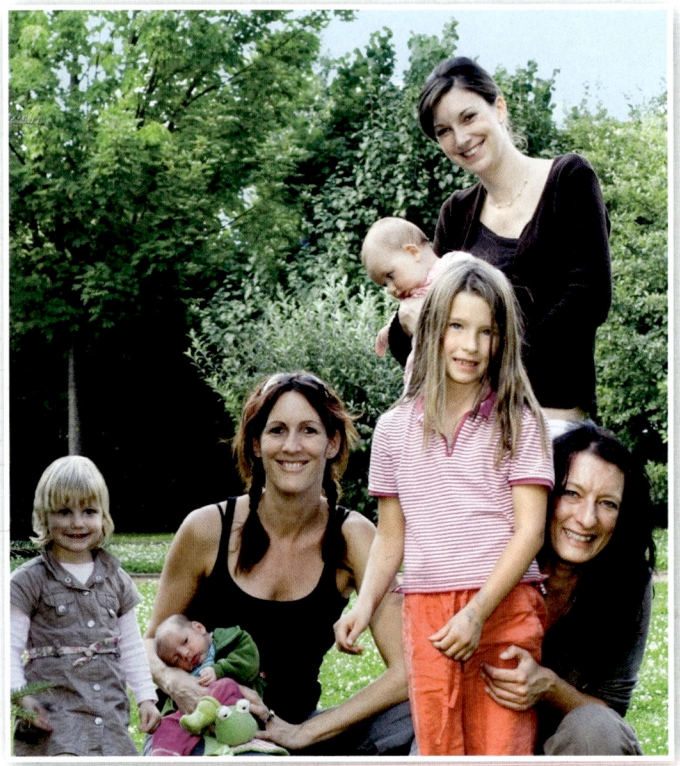

**Dr. Uta Engels,** Jahrgang 1971, Sportwissenschaftlerin, eine Tochter, arbeitet im Ressort Präventionspolitik und Gesundheitsmanagement des Deutschen Olympischen Sportbunds. Nebenbei nimmt sie Lehraufträge an der Universität wahr, schreibt für verschiedene Sportfachzeitschriften und hält Vorträge zu gesundheitssportlichen Themen.

**Stephanie Lambeck,** Jahrgang 1969, Hebamme, verheiratet, eine Tochter, arbeitet seit 1999 freiberuflich als Hebamme, unter anderem bis 2003 im Geburtshaus Hamburg, seit 2006 als Beleghebamme in Göttingen. Sie gibt Kurse in Schwangerschaftsgymnastik, Yoga und Rückbildungsgymnastik.

**Nina Panitz,** Jahrgang 1978, Sportwissenschaftlerin, verheiratet, zwei Töchter, arbeitet in einem Gesundheitssport- und Sporttherapiezentrum und gibt nebenbei Kurse in Aquajogging und -gymnastik.

Werner Hölling/Wolfgang Buskies

# Yoga

Bewegung – Atmung - Entspannung
plus Video-DVD mit über 2 Stunden Spiel-
dauer

Dieses Übungsbuch ermöglicht sowohl Anfängern einen Einstieg als auch Fortgeschrittenen durch Variationen und zusätzliche Übungen eine Vertiefung ihrer Yoga-Praxis. Im Mittelpunkt stehen drei ausgewogene, jeweils ca. 45 Minuten lange Übungsprogramme, die sich zusätzlich auch auf der beiliegenden Video-DVD mit über 2 Stunden Spielzeit befinden. Für Menschen mit Rückenproblemen bietet das Buch ein eigenes Yoga-Rückenprogramm.

244 S., über 300 farb. Fotos, kt.
ISBN 978-3-7853-1734-1
Best.-Nr. 343-01734

€ 19,95*

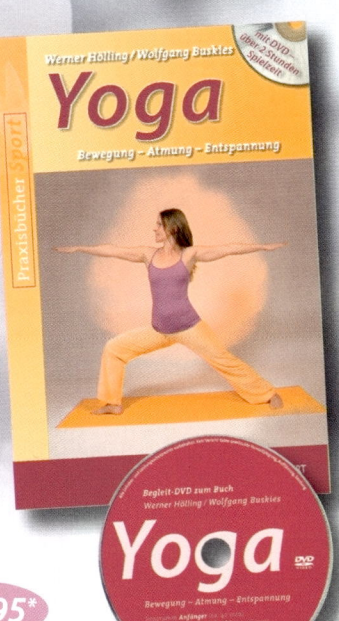

Marcus Trienen/Matthias Goer

# Nackenschule

### Sanfte Wege zur Beschwerdefreiheit

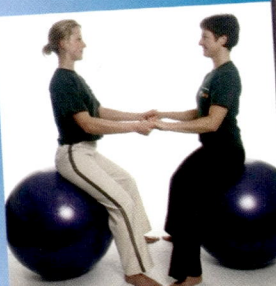

Nackenschmerzen können verschiedene Ursachen haben. Eine erfolgreiche Therapie und Prävention muss diesen individuellen Ursachen Rechnung tragen.
Das Buch befähigt dazu, Fehlhaltungen und Verspannungen rechtzeitig wahrzunehmen und zu beseitigen. Hierfür stellen die beiden Autoren ein ganzheitliches, motivierendes Übungsprogramm zur Entspannung, Dehnung, Mobilisation, Kräftigung und Lockerung der betroffenen Körperregionen vor.
119 S., zahlr. farb. Fotos, kt.
ISBN 978-3-7853-1759-4
Best.-Nr. 343-01759

€ 12,95*

*Preisänderungen vorbehalten

**LIMPERT**
Limpert Verlag GmbH
Industriepark 3 · 56291 Wiebelsheim
Tel. 06766/903-160 · Fax 06766/903-320
E-Mail: vertrieb@limpert.de · www.verlagsgemeinschaft.com

Heike Ringat

# Funktionelle Gymnastik

## Sanfte Wege zur Beschwerdefreiheit

Dieses Praxisbuch enthält 25 komplette, bewährte Stundenbilder zur Funktionellen Gymnastik. Zu jeder Einheit wird ein passendes Aufwärmprogramm sowie ein Stundenausklang angeboten. Alle Kräftigungs- und Dehnübungen können entweder ohne Zusatzmaterialien oder mit schnell verfügbaren Sportartikeln wie Tennisbällen, Therabändern, Seilen etc. durchgeführt werden.
Zahlreiche Variationsmöglichkeiten und Tipps für das Training mit Gruppen aller Altersklassen garantieren abwechslungsreiche Sportstunden.

150 S., über 300 farb. Fotos, kt.
ISBN 978-3-7853-1770-9
Best.-Nr. 343-01770

**€ 12,95***

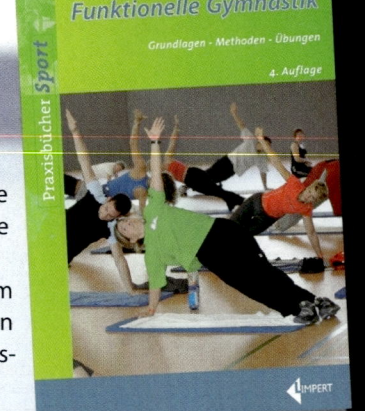

Erich Quenzer/Hans-Ulrich Nepper

# Funktionelle Gymnastik

## Grundlagen - Methoden - Übungen

Die Autoren geben im ersten Teil einen Überblick über die anatomischen und physiologischen Grundlagen sowie die Trainingsziele und Methoden der Funktionellen Gymnastik. Der zweite, praktische Teil enthält neben Hinweisen zum Aufbau der Trainingsstunden eine Sammlung von Übungen zur Kräftigung, Stabilisation und Dehnung für sämtliche Muskelgruppen.

152 S., zahlr. Fotos, kt.
ISBN 978-3-7853-1764-8
Best.-Nr. 343-01764

**€ 18,40***

*\*Preisänderungen vorbehalten*

**Limpert Verlag GmbH**
Industriepark 3 · 56291 Wiebelsheim
Tel. 06766/903-160 · Fax 06766/903-320
E-Mail: vertrieb@limpert.de · www.verlagsgemeinschaft.com